常见病家庭防治法系列丛书

高血压
家庭防治法

—— 郭力　沈小梅　主编 ——

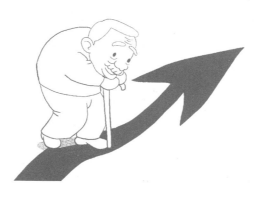

中国中医药出版社
·北京·

图书在版编目（CIP）数据

高血压家庭防治法／郭力，沈小梅主编．—北京：中国中医药出版社，2015.9

（常见病家庭防治法系列丛书）

ISBN 978-7-5132-2689-9

Ⅰ．① 高… Ⅱ.① 郭… ② 沈… Ⅲ.① 高血压－防治 Ⅳ.① R544.1

中国版本图书馆 CIP 数据核字（2015）第 167431 号

中 国 中 医 药 出 版 社 出 版

北京市朝阳区北三环东路 28 号易亨大厦 16 层

邮政编码 100013

传真 010 64405750

廊坊成基印刷有限公司印刷

各地新华书店经销

*

开本 880×1230 1/32 印张 9 字数 217 千字

2015 年 9 月第 1 版 2015 年 9 月第 1 次印刷

书 号 ISBN 978-7-5132-2689-9

*

定价 28.00 元

网址 www.cptcm.com

如有印装质量问题请与本社出版部调换

版权专有 侵权必究

社长热线 010 64405720

购书热线 010 64065415 010 64065413

微信服务号 zgzyycbs

书店网址 csln.net/qksd/

官方微博 http://e.weibo.com/cptcm

淘宝天猫网址 http://zgzyycbs.tmall.com

《高血压家庭防治法》编委会

主　编　郭　力　　沈小梅

编　委　于　欣　　马小平　　牛　敏　　王　涛　　王大海
　　　　　王悦舒　　付　佳　　白雅君　　刘金刚　　安　杰
　　　　　宋　伟　　张晓宇　　李晓明　　肖　伟　　陈伟军
　　　　　夏　欣　　郭　晶　　高菲菲

内容提要

本书从认识高血压开始，详细介绍了高血压的相关基础知识，以及高血压的药物疗法、饮食疗法、运动疗法、中医外治疗法，高血压的常见并发症与防治措施，高血压的预防与生活调养等内容。

本书实用性强，适合高血压病患者及家属阅读，也可供医护人员参考使用。

温馨提示

本书中为您提供的方法仅供参考，临床上可根据患者的实际情况，在专业医生的指导下灵活辨证施用。

前言

　　《常见病家庭防治法系列丛书》倡导"三分治，七分养"的健康理念，是为完善广大民众的健康知识储备，提升患者的生命质量，更好地配合医生进行治疗而编写的。《常见病家庭防治法系列丛书》汇聚各种常见病、多发病的家庭防治方法，目前先出版《糖尿病家庭防治法》《高血压家庭防治法》《高脂血症家庭防治法》《颈椎病家庭防治法》《脂肪肝家庭防治法》，今后将根据读者的需求陆续推出其他子书，敬请读者期待。

　　本系列图书的作者及编委会成员均是国内相关领域的专家，内容涵盖了糖尿病、高血压、高脂血症、颈椎病、脂肪肝等常见病的发生原因、预防保健、诊断和治疗等方面的知识，较全面地介绍了这些疾病的家庭防治法，对相关问题进行了深入浅出的解答，图文并茂，形象直观，实用性强。

　　《常见病家庭防治法系列丛书》适合所有相关疾病患者及家属阅读使用，也可供基层医务人员作为参考用书使用。

郭　力

2015年3月

编写说明

　　我国现有高血压患者已超过2亿人，发病率居世界首位，且每年新增高血压患者1000多万人。由于多种原因，高血压对健康的危害尚未受到应有的重视，只有少数患者服用了降压药并注意合理膳食，结合运动与生活调养，使血压得到了有效的控制。因此，对高血压进行及时、有效、科学系统、全面彻底地防治已刻不容缓。目前，人们对高血压病保健知识的需求空前高涨，为了普及相关医学知识，增强人们的自我保健意识，并为广大患者解答疑惑，我们特编写了这本《高血压家庭防治法》。

　　本书内容实用，从认识高血压开始，详细介绍了高血压病及一些特殊高血压（如恶性高血压、顽固性高血压、体位性高血压、白大衣高血压、假性高血压、潜在性高血压、医源性高血压、高原性高血压）的基础知识，高血压的药物疗法（药物治疗的原则、降压目标、服药禁忌、西药治疗、中药治疗）、饮食疗法（不同类型高血压患者的饮食原则，常用的降压食物、食疗方、药膳方、茶疗方）、运动疗法（运动降压原理、运动原则、运动时的注意事项、运动禁忌、慢跑运动、爬楼梯运动、散步运动、游泳运动、甩手运动、太极运动、五禽戏、八段锦、易筋经、降压操）、中医外治疗法（按摩、耳穴、拔罐、刮痧、艾灸、敷贴、足浴、药枕等疗法），高血压的常见并发症与防治措施（高血压合并脑出血、蛛网膜下腔出血、脑梗死、心绞痛、心肌梗死、心力衰竭、肾衰竭、高脂血症、糖尿病，高血压并发症的危害，高血压并发症的预防）及高血压的预防与生活调养（高血压三级预防方案、自我预防、生活禁忌、生活调养、特殊人群生活调养、高血压急救法）等内容。相信本书能够提高人们对高血压病的认知水平，从而有效地预防和控制高血压，提高患者的生活质量。

　　本书实用性强，适合高血压病患者及其家属阅读，也可供医护人员参考使用。

　　由于编者经验和学识有限，书中若有不足之处，恳请广大读者与专家提出宝贵意见，以便再版时修订提高。

编　者

2015年2月

目 录

第一章
认识高血压

第二章
一些特殊的高血压

第三章
药物疗法

第四章

饮食疗法

第五章
运动疗法

第六章
中医外治疗法

第七章
常见并发症的防治措施

第八章
高血压的预防与生活调养

第一章
认识高血压

一、什么是血压

正常的心脏就像一个水泵，血液则相当于水，血管就相当于流通的管道，当启动水泵时，水压就加在水管和水泵上，这就相当于血压。也就是说，血压，是由心脏、血管以及在血管中流动的血液共同形成的。血压就是指血液在血管内流动时，对单位面积血管壁的侧压力。

二、收缩压与舒张压

血压有两个数值。心脏舒张时接受血液回流（舒张期），紧接着心脏又收缩，送出血液（收缩期），心脏就是这样交替重复着舒张与收缩的动作。舒张期时的血压是最低的，即通常所说的低压或舒张压；收缩期时的血压，即通常所说的高压或收缩压。

收缩压会随着人的情绪变化而发生波动，有时能达到180毫米汞柱。相对来说，舒张压的波动幅度比较小，一般都保持在一个相对稳定的状态。

长期以来，人们对收缩压的重视程度要远远低于舒张压。其实，现代医学已经发现，收缩压异常与舒张压异常一样都会引起心脑血管疾病如脑出血、心脏扩大及心衰等。因此，对收缩压也应给予足够的重视。

三、血压的正常值

正常人的收缩压为 90 ~ 139 毫米汞柱，舒张压为 60 ~ 89 毫米汞柱，最理想的血压为收缩压低于 120 毫米汞柱，舒张压低于 80 毫米汞柱。

当收缩压达到 130 ~ 139 毫米汞柱、舒张压达到 85 ~ 89 毫米汞柱时，便被视为"血压正常高值"，血压达到此程度者，将来发生高血压的概率较高，若还有肥胖、嗜酒、过量食盐、糖尿病等情况，那么患高血压的概率又会提高许多，因此这几类人要提高警惕。

通常来说，人体的正常血压是收缩压 90 ~ 139 毫米汞柱、舒张压 60 ~ 89 毫米汞柱，但是上下肢之间、双侧上肢或下肢之间的血压是有差别的，不同人、不同时间的血压都会有差别。

四、影响血压的因素

目前认为，高血压的发病是在一定的遗传基础上由于多种后天因素的作用，使正常血压调节机制失常所致。即使在一天之内，血压也在经常变动。影响血压的因素较多，了解与产生高血压有关的因素，可以明显降低高血压病的发病率。

（1）年龄

新生儿的收缩压仅为 40 毫米汞柱左右，1 个月的婴儿为 70 ~ 80 毫米汞柱；青年人的血压通常已达到成年人的血压平均值即 120/80 毫米汞柱。此后，随着年龄的增长，血压有上升的趋势，但正常的血压应维持在 140/90 毫米汞柱以下。老年人的血压容易波动，精神上的小刺激就可使血压升高，所以测量老年人血压时应多测量几次，才能得到一个可靠的血压值。

（2）性别

50 岁以前男性的血压略高于女性；50 岁以后的女性由于受绝经期等诸多因素的影响，血压略高于男性。

（3）体位因素

正常人的血压随体位不同而发生变化，立位时血压高，坐位次之，卧位最低。一般情况下，正常人卧姿的收缩压比站姿时低 10 ～ 20 毫米汞柱，舒张压可低 5 ～ 10 毫米汞柱。

（4）情绪

情绪的急剧改变，如兴奋、惊恐、忧虑、精神紧张等，可使血压升高；而满足、安心、幸福等心境可使血压降低。一般情况下，影响情绪的因素一经解除，血压便迅速回到原来的水平。因此，调节好情绪有利于高血压的防治。

（5）运动

缓慢而适宜的运动，可扩张周围小血管，使血压略有下降，这对高血压的稳定是有利的。但剧烈的运动和重体力劳动可使血压升高，稍事休息后，血压即可恢复正常。

（6）消化

人在进食时血压通常可增高 5 ～ 8 毫米汞柱，且可持续 1 小时左右。舒张压通常不受影响或稍有下降，这是由于在消化时，分布于腹腔内脏的血管扩张的缘故。

（7）季节变化

血压在寒冷的冬季容易上升，因为在冬天，人体的皮肤受到寒冷的刺激，血管会发生收缩，使内脏的血容量增多，人们的血压普遍都有不同程度的升高，而高血压患者的血压则上升得更为明显。相比之下，血压值在气温较高的夏季则会有所下降。

五、关注脉压

我们平时量血压时，一看收缩压和舒张压均在正常范围，便以为血压是正常的。殊不知，脉压也是一项重要指标，很多疾病都表现出脉压异常。

脉压，即收缩压和舒张压的差值。正常成年人在休息状态下脉压介于 30 ～ 40 毫米汞柱之间，小于 30 毫米汞柱或大于 40 毫米汞柱均属不正常。研究发现，脉压异常者心血管意外的发生率要比脉压正常者高得多。

1. 导致脉压增大的疾病

（1）主动脉瓣关闭不全。由于主动脉瓣关闭不全，舒张期的血液可由主动脉倒流回心脏，造成舒张压明显降低，脉压增大。

（2）甲状腺功能亢进。甲亢患者，由于代谢增快，血液呈高动力循环状态，脉压增大。

（3）动脉粥样硬化或大动脉钙化。大动脉管壁的弹性减弱，在心脏舒张期，促使血流继续向前流动的力量减小，使脉压增大。

（4）维生素 B_1 缺乏症。维生素 B_1 缺乏，可使糖代谢受阻，导致乳酸和丙酮酸堆积，小血管扩张，周围血管阻力降低，脉压增大。

（5）动静脉"短路"。可由外伤或手术引起。由于舒张期大动脉的血液进入静脉，导致舒张压降低，脉压增大。

（6）严重贫血。由于血红蛋白含量减少，为了满足机体对氧气和营养物质的需求，心脏血流速度加快，心搏出量加大，导致收缩压明显增加，舒张压变化不大，脉压增大。

2. 导致脉压减小的疾病

主动脉狭窄。主动脉狭窄时，收缩压明显减低。为了维持血压，周围血管代偿性收缩，舒张压相对升高，脉压减小。

此外，脉压减小还可见于严重心律失常、黏液性水肿以及肾上腺皮质功能减退等。

脉压过高或过低均可显示不同疾病，所以，在测量血压时，千万别忽视了脉压。

六、血压上升的机理

决定血压高低的因素主要有两个。第一个因素是血流量。剧烈运动时需要更多氧气，或是紧张、感到压力时，血液需求量就会增多。在高血压的最初期，因心脏活动过度，血流量也会增多。血液需求量增多，心脏就必须输送出更多的血液，血压自然就上升。

另一个决定血压高低的因素是血管阻力。血管能够对血液的流动产生阻力，细微的动脉阻力很大，血液通过时需要巨大的压力就会导致血压上升。

当然，血压的高低不仅仅是由这两点决定，血液本身就具有一定的黏稠性，不能像清水一样轻快流淌，血液为了能够维持全身循环，本身也需要一定的压力。

七、什么叫高血压

我国采用的高血压诊断标准曾多次修订，目前我国采用的是1999 年世界卫生组织和国际高血压学会推荐的高血压诊断标准，具

体规定如下：在未服降压药的
情况下，收缩压 ≥ 140 毫米汞
柱和（或）舒张压 ≥ 90 毫米汞
柱，即为高血压。

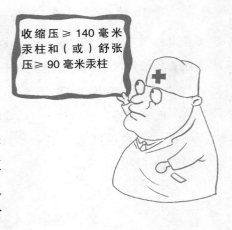

收缩压 ≥ 140 毫米
汞柱和（或）舒张
压 ≥ 90 毫米汞柱

收缩压为 130 ~ 139 毫米
汞柱，舒张压为 85 ~ 89 毫米
汞柱，为正常高值。正常高值
是指处于正常血压与高血压之
间的一种状态，一旦高于正常
高值，就成为高血压。

诊断高血压时，必须多次测量血压，至少有连续两次收缩压或
舒张压的平均值超过 140 毫米汞柱或 90 毫米汞柱，才能确诊为高血
压，仅一次血压升高不能确诊。

八、易患高血压的人

高血压和其他病症一样，也有易发人群。

（1）有高血压家族史的人

遗传基因被认为是引发高血压的一个重要原因，现代研究表明，
在高血压患病因素中，遗传因素约占 30%。有高血压家族史的人，
又有不良嗜好或受不良的刺激，容易发生高血压。调查表明，双亲
若一方有高血压，则子女患病率会高出 1.5 倍；双方都有高血压，
则子女患病率会高出 2 ~ 3 倍，约 60% 的高血压患者有家族史。

（2）肥胖者

肥胖是导致高血压的一个重要诱因，肥胖者体内血容量增

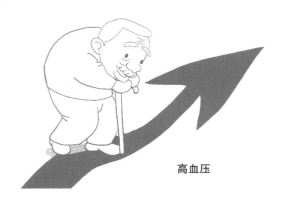

高血压

加，心排血量也增加，肾上腺素活性增高，心脏负担加大和血管阻力增加，可导致血压升高。有30%以上的高血压患者属严重肥胖者。

（3）压力过大的人

精神压力是高血压的一大诱因。一个人如果长期处于精神紧张状态或常受精神刺激或性格急躁等，都容易引起高血压的发生或者血压波动。长期精神紧张的情况主要有两种，一种是用脑过度造成的紧张，如脑力劳动者；另一种是因为职业关系需要高度集中注意力，如司机。轻松快乐地生活，培养和发展有益身心的兴趣与爱好，营造和谐舒畅的生活环境，有助于维持正常的血压。

（4）中老年人

通常情况下，血压会随年龄增长而升高。随着年龄的增长，大动脉血管弹性变差，因而收缩压随之增高；持久的高血压又会使动脉壁损伤和变化，加重动脉硬化，二者互为因果关系，因此老年人容易发生高血压。

（5）有不良生活习惯的人

①高盐：食盐中含有大量的钠离子，会吸附水分，使血容量增加，从而升高血压。

②喜吃肥肉：三酰甘油、胆固醇浓度增高，会沉积于血管壁的内膜，使动脉血管硬化、狭窄，导致血压增高。所以，饱和脂肪酸、

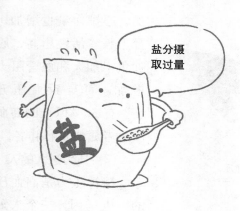

盐分摄取过量

单不饱和脂肪酸、多不饱和脂肪酸最好的比例是1：1：1。

③吸烟：香烟中的尼古丁可使人体血管活性物质增多，诱发血管痉挛，导致血压升高。

但强制性戒烟不利于血压的稳定，应理性、循序渐进地戒烟。

了解高血压的易患因素，对预防高血压的发生有很大的帮助。在日常生活中，应尽量克服这些可改变的因素，降低高血压的患病率。对于已患有高血压病的患者，可通过自身调节，使血压得到控制。

九、高血压是"病"也是"症"

高血压不仅仅是一种症状，也可以是一种独立的疾病。它可以是许多疾病引发的一种临床表现，是其他疾病在发病过程中所反馈出来的一种症状，如肾炎、甲状腺功能亢进症等疾病都可能出现血压升高的现象，但由于这种高血压是继发于上述疾病之后，通常称为继发性高血压或症状性高血压。但是这种高血压仅占所有高血压患者的10%。

高血压病是一种独立的疾病的名称，又称为原发性高血压。临床上以动脉血压升高为主要特征，但随着病情加重，常常会使心、脑、肾等脏器受累，从而发生高血压性心脏病、肾功能不全、脑出血等并发症。即使用现代最精密的检查方法，90%以上的患者也找不出血压升高的原因，所以又称它为"原因不明性高血压"。

高血压患者的症状与血压升高程度并无正相关的关系，有的人血压很高，并无症状；有的人血压检测不太高，症状却十分明显。有的人在降压治疗之前并无明显症状，应用降压药血压下降以后，反而出现症状或症状加重。现代临床研究的资料表明，高血压病早期多无症状或症状不明显。

十、高血压病的危害

心、脑、肾等器官是高血压的损害对象，在医学上被称为高血压的靶器官。

靶器官损害	高血压危害后果
左心室肥厚	血压升高会导致心脏负荷加重，为了适应这一改变，早期心脏会代偿性变得肥厚，才能将血液运输全身。随着病情发展，心脏继续扩大，心脏功能逐渐受损，最终可引起心力衰竭
动脉粥样硬化	长期血压升高可促进动脉粥样硬化斑块的形成，尤其是冠状动脉硬化的发展
脑血管意外	长期的血压升高，可以引起脑缺血和脑动脉硬化，脑缺血很容易并发脑梗死、脑部的小动脉硬化破裂出血（脑出血）、脑缺血和血管痉挛导致脑血栓的形成（脑梗死）
肾脏损害	高血压可引起肾动脉硬化，影响肾功能，甚至会导致尿毒症
视网膜功能减退	血压长期升高使得视网膜动脉发生玻璃样变

以上这些疾病，在早期可以没有任何症状。高血压病患者一旦出现以上靶器官的损害，就标志着高血压正在发展。

十一、高血压病的分布

血压有明显的昼夜波动。它与人的生理活动有关。起床后血压快速上升，在起床后的 2 ～ 3 小时中，血压值最高，以后逐渐下降。到傍晚血压又逐渐升高，大约下午 4 ～ 7 时，是血压值的第二个高峰，较早晨的第一个高峰低。睡觉后血压逐渐下降，在半夜大约 1 ～ 3 时最低。在一天 24 小时中的血压曲线，表现为两个高峰，一个低谷。大多数高血压病人的血压昼夜波动曲线，也与此相类似，但整体水平较高，波动幅度也较大。白天工作时血压值在比较高的水平，夜里睡觉的时候血压值最低。

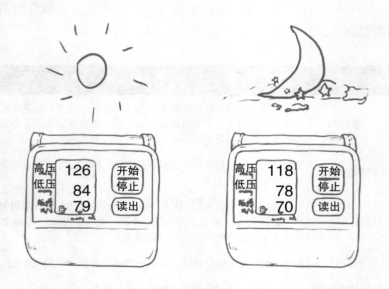

血压有一个特点，就是随着气候的冷热变化，血压值会出现波动。根据调查，我国的高血压患病率，以黄河为界，划分为南方与北方。北方地区患病率较高，南方地区则较低。北方寒冷地区的高血压患病率明显高于南方温热地区。

同一地区，血压也会随季节变化而变化，进入春季后，天气逐渐转暖，血压有逐渐下降的趋势。在 7、8 月份的高温季节，血压值下降的幅度会更加明显。自 10 月份以后，天气逐渐转冷，血压值逐渐升高，11 月以后，随着寒流侵袭，气温明显下降，血压值上升就更加明显。在 12 月、1 月以及 2 月期间，尤其是 1 月份，是一年中气温最低的月份，血压值水平最高。

根据调查结果显示，高血压患病率随年龄增长而升高；女性在更年期前患病率略低于男性，但在更年期后迅速升高，甚至高于男性。

十二、高血压的分类

1. 按病因分类

（1）原发性高血压

原发性高血压发病原因目前还不甚明了，约占高血压病人总数的 90% 以上。

（2）继发性高血压

继发性高血压是由其他疾病引起的高血压，最常见的是由内分泌疾病和肾脏疾病引起的，其次是肿瘤、脑部炎症、外伤引起的高血压。某些药物也可以升高血压，如激素类药、避孕药等。

2. 按病程的变化情况分类

根据起病缓急和病情的发展情况可分为缓进型高血压和急进型高血压。

（1）缓进型高血压

起病隐匿，病情发展缓慢，病程较长，可达数十年，多见于 40 岁以上的人，多数早期高血压患者常表现为头痛、头晕、失眠、健忘、耳鸣、眼花、记忆力减退、心悸、乏力等。早期高血压往往是收缩压和舒张压同时升高，血压波动较大，在精神紧张、情绪波动和劳累后容易增高，去除病因或休息后，血压能降至正常，称为波动性或脆性高血压阶段。如果高血压患者经休息后血压值不能降至正常，这时就需要服用抗高血压药进行药物治疗。

（2）急进型高血压

急进性高血压指的是少数高血压病在疾病发展过程中，由于某些因素的作用，短期内病情急剧恶化，血压明显升高，出现严重的头痛、头晕，视力迅速减退甚至失明，并常引起心、脑、肾的严重并发症。这种类型的高血压病包括高血压脑病、高血压危象、恶性高血压等。

十三、高血压的分级

根据我国最新的标准，将 18 岁以上成人的血压按不同水平分级如下表。

级　别	收缩压（毫米汞柱）	舒张压（毫米汞柱）
正常血压	< 130	< 85
正常高值	130～139	85～89
1 级高血压（轻度高血压）	140～159	90～99
2 级高血压（中度高血压）	160～179	100～109
3 级高血压（重度高血压）	≥ 180	≥ 110
单纯收缩期高血压	≥ 140	< 90

如果患者的舒张压与收缩压分属不同的级别，则以较高的分级为准。患者有高血压病史，目前正在服用抗高血压药物的，血压虽已低于 140/90 毫米汞柱，也应诊断为高血压。

十四、高血压的分期

高血压的分期是根据患者心、脑、肾等重要器官的损害程度来划分的，临床上可分为三期，根据不同分期对高血压进行针对性治疗，可取得理想的治疗效果。

I 期高血压	患者仅仅是血压升高，而心、脑、肾等脏器无损害，也就是心脏尚无扩大，无脑血管意外的表现，肾脏功能正常，无血尿、蛋白尿及管型尿。另外，心电图、X 线、眼底检查均无异常。
II 期高血压	血压升高，超过高血压诊断标准，并伴有下列一项症状者： （1）眼底动脉普遍或局部狭窄、痉挛。 （2）左心室肥厚。 （3）血肌酐或尿蛋白轻度升高
III 期高血压	血压持续升高，并伴有下列一项症状者： （1）眼底出血或渗出，合并或不合并视盘水肿。 （2）高血压脑病或脑梗死、脑出血。 （3）心功能不全（心力衰竭）。 （4）尿毒症（肾衰竭）

十五、高血压的主要症状

大体来讲，高血压的常见症状是头痛、头晕，与此同时伴随的症状还会有：①烦躁、心慌、失眠；②注意力不集中，记忆力减退；③手脚麻木；④肾脏病变症状；⑤耳鸣；⑥出血。

（1）头痛

头痛是高血压的常见症状，疾病部位多在头枕部和额部两侧的

太阳穴。多为搏动性的胀痛或
持续性的钝痛，甚至有炸裂样
的剧痛感。

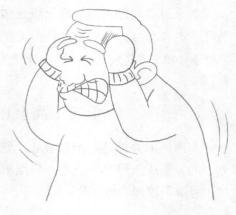

（2）头晕

头晕也是高血压的常见症
状。有时是一时性的，常在突
然站起来或蹲下时出现。有些
是持续性的，头部有持续性的
沉闷及不适感。

（3）注意力不集中，记忆
力减退

早期多数不明显，但随着病情发展而逐渐加重，主要表现为注
意力容易分散，不能集中；记忆力减退，很难记住近期发生的事情，
而远期记忆力不受影响。

（4）烦躁、心慌、失眠

大多数高血压患者性情较为急躁，遇事容易激动。有的患者
早期出现睡眠障碍，但不一定在一次就诊时就发现血压不正常，需
多次反复测量才能确定。睡眠障碍包括 3 种情况：①入睡困难，
早醒，多梦等。②睡眠时对周围环境的微小刺激特别敏感，如光
亮、声响、睡眠环境改变等。③似睡非睡，达不到真正的休息
效果。

（5）手脚麻木

有一些患者，常会有手指麻木和僵硬感，也有的在手臂皮肤上
出现如蚂蚁爬行的感觉，或双下肢对寒冷特别敏感，走路时腿部疼
痛明显。部分患者由于颈背肌肉酸痛、紧张，常被误诊为肌肉劳损、
风湿痛等。这些现象的存在，是因为血管收缩或动脉硬化，肢体或
肌肉供血不足而致。

入睡困难

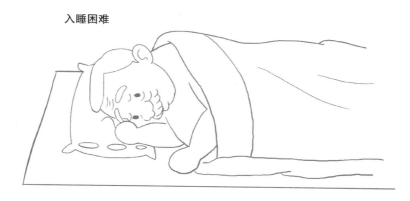

（6）肾脏病变症状

长期高血压可导致肾小动脉硬化，可出现尿频、蛋白尿等症状。

（7）耳鸣

高血压引起的耳鸣通常是双耳耳鸣，持续时间比较长。

（8）出血

其中以鼻出血较为多见，其次是眼底出血、结膜出血、脑出血等。

十六、高血压危象

高血压危象是发生在高血压患者病程中的一种危急的临床现象。它是在原有的高血压基础上，因某些诱因使周围小动脉发生暂时性强烈痉挛，引起血压进一步急剧增高，从而出现一系列血管加压的表现，如果不及早发现、积极治疗，可在短时间内发生多个器官或单个器官的不可逆损害，是一种严重危及生命的临床综合征。

高血压危象既可发生在缓进性高血压的基础上，也可发生在急进性高血压的基础上，既可发生于原发性高血压患者，也可发生于继发性高血压患者。如肾实质性高血压、妊娠高血压综合征、肾血管性高血压和脑出血等。

那么，高血压危象时的血压值是多少呢？通常来说，指收缩压达到或超过 200 毫米汞柱，舒张压达到或超过 130 毫米汞柱。发生高血压危象时，小动脉急剧痉挛，可引起各种脏器的损害。

高血压危象是一种很严重的状态，如不及时进行救治，许多人会出现严重的后果，甚至死亡。

1. 临床表现

（1）高血压急症

高血压急症是指血压严重升高（血压 > 180/120 毫米汞柱）并伴发进行性靶器官功能不全的表现。高血压急症包括：高血压脑病、颅内出血、急性心肌梗死、急性左心衰竭伴肺水肿、不稳定型心绞痛以及主动脉夹层等。高血压急症需要立即进行降压治疗，以防止靶器官的进一步损害。

（2）高血压亚急症

高血压亚急症是指血压严重升高（血压 > 180/120 毫米汞柱），但是不伴有靶器官损害。

2. 家庭处理

高血压患者由于某种诱因如神经过度紧张、精神创伤等，使血压急剧升高、病情急剧恶化而引起的一系列神经－血管加压性危象及某种器官性危象症状，称为高血压危象。其诊断要点如下：

（1）有高血压病史。

（2）血压突然升高，收缩压达 200 毫米汞柱，舒张压达 130 毫米汞柱。

（3）出现剧烈头痛、眩晕、恶心呕吐、视物模糊、神志改变等临床表现。

（4）并发心、脑、肾功能损害的表现之一。

（5）症状持续时间短暂。

家庭应急处理如下：

（1）绝对卧床休息，低盐、低脂及低热量饮食，多吃蔬菜、水果，避免情绪激动。

（2）口服地西泮10毫克，每天1次，以达到镇静作用。

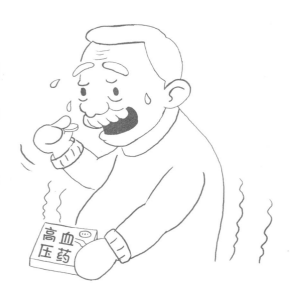

（3）马上口服快速抗高血压药物如硝苯地平或尼卡地平10毫克，舌下含化。

（4）抽搐、昏迷者应专人护理，及时清除鼻腔及口腔内分泌物，保持呼吸道通畅。

（5）心力衰竭者应取端坐位。

3. 注意事项

（1）血压升高达到或超过200/130毫米汞柱时，首先服用镇静药，如地西泮（安定）、硝西泮等，安静卧床，必要时含服硝苯地平5毫克，监控血压，并及时送医院就诊。

（2）曾经发生过脑出血的患者血压再度升高时，要防止脑出血再发，应及时送医院治疗，尽快将血压控制在150/85毫米汞柱左右。

（3）脑血栓患者血压增高时不宜降得太快、降得太低，应当先保持在150/100毫米汞柱左右，以免血压降得太低太快使脑血流量过度减少，导致病情复发或加重。

（4）冠心病患者血压一时升高时，其血压也不应降得太低，最好维持在 130/85 毫米汞柱，虽然血压过高会加重心脏的负担，使心肌耗氧量增加，但血压太低时也可影响冠脉灌注，加重心肌缺血。

经上述处理后病情会好转，每天适当调整服用抗高血压药的量，直至血压维持在较平稳水平。如果血压控制仍不理想，则应去医院做进一步的诊治检查，以免病情进一步恶化导致高血压危象。

第二章
一些特殊的高血压

一、恶性高血压

恶性高血压指急进性高血压出现视盘水肿，常伴有严重肾功能损害，若不积极降压治疗则很快死亡。急进性高血压是恶性高血压的前驱。

1. 发病原因

（1）常见病因：1%～5%的原发性高血压可发展为恶性高血压。继发性高血压易发展成恶性高血压的疾病有：肾动脉狭窄、急性肾小球肾炎、嗜铬细胞瘤、库欣综合征、妊娠毒血症等。

（2）诱因：在极度疲劳、寒冷刺激、神经过度紧张和更年期内分泌失调等诱因促使下易发生。

2. 早期症状

此症多见于中青年人。主要表现为血压突然显著升高，收缩压、舒张压均增高，常持续在200/130毫米汞柱以上。病情发展迅速，可发生剧烈头痛，往往伴有恶心、呕吐、头晕、耳鸣等。视力迅速降低，眼底出血、渗出或视盘水肿；肾功能急剧减退，持续性蛋白尿、血尿和管型尿，氮质血症或尿毒症。可在短期内出现心力衰竭，表现为心慌、气短、呼吸困难。本型高血压也易发生高血压脑病，这与血压显著增高有关。

3. 治疗方案

（1）降压原则宜将舒张压迅速降至安全水平（100～110毫米汞柱），不宜过低，血压急骤降至过低水平，反使重要脏器供血不足，导致心、脑、肾功能恶化，还可发生休克等危险。

（2）抗高血压药物宜选用抑制肾素但不影响或能增加肾血流的药物。

二、顽固性高血压

绝大多数高血压患者，在用了三种不同种类的全剂量抗高血压药后，血压是能够控制到正常水平的，即140/90毫米汞柱以下。如果血压还降不下来，临床上称为"顽固性高血压"。"顽固性高血压"多见于老年人、肥胖者、肾功能不良者或继发性高血压患者。

老年高血压中约有1/2为单纯性收缩期高血压，这是高血压治疗中的一个难点。例如，一个160/60毫米汞柱血压的老年人，收缩压升高（血压大于140毫米汞柱，可使心脑血管事件的危险性随血压升高而逐步上升）是危险的，而舒张压是心脏冠状动脉赖以供血的主要压力。研究发现，舒张压小于60毫米汞柱的老年人，心肌梗死发生率为32%；舒张压为60～70毫米汞柱，心肌梗死发生率为16%；舒张压为70～90毫米汞柱，心肌梗死发生率为8%～9%；舒张压为90～100毫米汞柱，心肌梗死发生率为14.2%。因此，舒张压过高或过低，尤其是过低，会导致老年人心血管事件的危险性增加。这样的患者必须找专科医生看病，需服多种抗高血压药。

肥胖的高血压患者的治疗也是一个"老大难"。不少中年患者来就诊时体重90～100千克，伴有高血脂、脂肪肝、血尿酸高、血糖高（糖尿病或糖耐量异常）……常常服三种或三种以上的抗高血压药，血压仍难以降到正常。事实上，他们存在的问题已不单是降血压问题，其根本问题是肥胖。只有把体重降下来，血压才能得到有效地控制。

肾功能不良者或继发性高血压患者用了多种抗高血压药后，如果血压还是降不下来，要及时到医院查一下肾功能、血电解质、尿常规等。

顽固性高血压的诊断应重视动态血压监测，对排除白大衣高血压和对药物反应差的真正顽固性高血压患者的鉴别诊断有一定帮助。此外，应将临床病史、检查以及实验室检查和诊断技术有机结合，细致分析，找出引起顽固性高血压较复杂、较隐蔽的真正原因。

三、体位性高血压

体位性高血压是怎样产生的呢？先从一种普遍的现象说起：当你由卧位或蹲位突然站立时经常会出现突然眼前发黑的情况，然后又很快恢复正常。这是因为人体在突然改变体位时由于重力的作用，血液向下垂部位集中而头部血液供应相对不足的缘故，这是直立性低血压，也叫体位性低血压。随后，由神经中枢的调节和交感神经的兴奋作用，使下垂部位及全身非重要脏器的小血管收缩，使头部血液供应恢复正常并相对恒定，所以你又立即恢复正常。而体位性高血压患者，是由于其下垂部位的静脉有比较严重的重力血管池，即心脏水平面以下部位的静脉或静脉窦受重力作用而形成的膨大部分。当人体处于立位时，淤滞在这些下垂静脉血管池内的血液过多，使回心血量减少，心排出量下降，导致交感神经过度兴奋，全身小血管尤其是小动脉长时间收缩甚至痉挛，造成血压升高。

体位性高血压占高血压人群的 10%。临床上，体位性高血压一般没有高血压病的特点，多数是在体检或偶然的情况下发现，以舒张压升高为主，而且升高的幅度通常较大，个别严重患者有心慌、易疲倦、入睡快等特点。如果检查患者的血管肾素活性(PRA)水平，可以发现其比正常人明显增高，甚至超过高血压病患者。

体位性高血压还有一个突出的问题是由于它的发病机制与一般高血压不同，因此不能采用治疗一般性高血压的办法来治疗体位性高血压。实验证明，使用利尿药不但不能降低血压，反而会激发血压进一步升高。因此，体位性高血压的治疗主要是加强体育锻炼，提高肌肉的丰满程度，一般情况下不需要服药治疗。个别症状明显者，可适量服用神经功能调节药（如谷维素等）、中枢及周围神经营养类药（如吡拉西坦、维生素类、肌苷及有关中药）、安定类镇静药。

四、白大衣高血压

白大衣高血压（WCH），又称"诊所高血压"，是指有些患者在医院由医务人员测量血压时其血压值总是较高，但在家自测血压或 24 小时动态血压监测时其血压值升高程度较小或血压基本正常。

这是由于患者见到穿白大衣的大夫后精神紧张，血液中就会出现使心跳加快的儿茶酚胺，同时也使某些血管收缩，增加外周阻力，从而导致血压上升。这种"白大衣高血压"可能是处于正常血压与高血压之间的一种中间状态。

在医院中偶测血压高并不能反映患者在日常生活中的真实血压

水平。目前24小时动态血压测量已被广泛应用，成为诊断WCH最常用的手段。如果患者在医院测血压高于正常标准，而24小时平均血压正常，则可诊断为白大衣高血压。

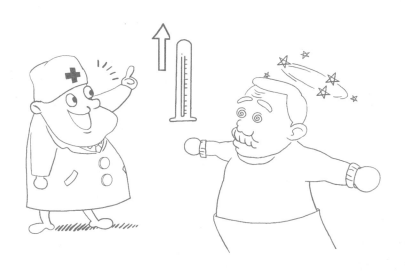

1. 导致白大衣高血压的可能因素

发生"白大衣高血压"的机制目前还不十分明确，有人认为，此症可能与患者的应激反应和警觉反应有关。也有人认为，这是持续性高血压的前奏，与性别、体重、血脂、血糖、吸烟等有密切关系。

（1）性别因素。白大衣高血压在女性的发生率明显高于男性。WCH女性较WCH男性平均年龄大，前者收缩压水平也较后者为高，但血浆肾素活性都较低。

（2）心理因素。WCH者可能存在心理疾病，对新的环境过度紧张。

（3）代谢因素。有文献报道，WCH患者存在血脂、血糖等代谢紊乱,其中三酰甘油(甘油三酯)、胆固醇水平高于正常。

(4)交感神经系统因素。有学者认为白大衣高血压是由于交感神经过度反应造成的,说明白大衣高血压可能是交感神经活性增强导致的。

2. 白大衣高血压的治疗方案

(1)对于高血压患者的诊断,应以动态血压测量作为诊断依据。对于顽固性高血压病也应进行动态血压测量。诊室血压与动态血压结果不同时应想到可能是白大衣高血压。

(2)对于 WCH 者应监测心脏、动脉和肾脏等靶器官的状态。

(3)改善患者生活方式,如戒烟酒、低盐饮食、增加活动,以及减肥,减轻精神压力,注意休息等。

(4)选用药物时要针对 WCH 的发生机制,强调应用生理性抗高血压药物,如血管紧张素转化酶抑制药、β 受体阻滞药、钙通道阻滞药等。

五、假性高血压

通常我们所说的血压,是指用血压计从体外间接测量所得到的血压值,这种测量方法需要通过气囊施加压力于某一肢体上(如上臂的肱动脉)以阻断血流,然后放气,同时监听动脉搏动音,听到动脉搏动音时为收缩压,动脉搏动音消失时为舒张压。如果动脉壁处于老化、硬化状态,血管壁弹性很差时,用一般压力就不易于阻断血流,只有用很高的压力才能压扁管道,阻断血流。这种"很高的压力"往往被认为是所测得的血压值,而用直接动脉内测压法所测量的血压值与之相比会出现约 30 毫米汞柱左右的差异。对于这样的"高血压"我们称之为"假性高血压"。由于人们对"假性高血压"的认识存在误区，往往会错失治疗的最佳时机。

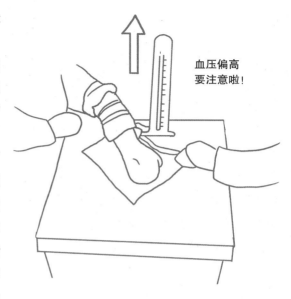

血压偏高
要注意啦！

假性高血压可通过直接动脉内测压而得到确诊。确诊后应及时对动脉硬化和脏器供血不足进行治疗，消除动脉硬化的易患因素，逆转动脉硬化，从而保护脑、心、肾等重要脏器的功能。

六、潜在性高血压

潜在性高血压是指机体内存在潜在性应激反应异常及调节障碍，临床特征为：平时血压正常，无任何自觉症状，但在一定外因刺激下，则表现出血压升高。

正常情况下，当机体受到外因刺激时，会出现机体内环境调节的偏离，但此偏离可通过神经－体液的调节而逐渐恢复。因此，有潜在性高血压患者，很可能是容易对应激调节偏离的敏感者。在选拔航天员、飞行员时常采用应激负荷试验，即用精神紧张作为应激因素，从而排除潜在性高血压。潜在性高血压早期患者，可用非药物治疗，采用一般保健措施（如练习八段锦、五禽戏、呼吸操、瑜伽，疗养等），来调整机体内环境，从而减少药物干预。

七、医源性高血压

因医生用药不当而引起患者血压升高并超过正常值的，称为医源性高血压，又称"药物性高血压"。这类高血压在临床上虽不很常见，但应注意，了解医源性高血压有助于与原发性高血压及各种原因所致的继发性高血压相区别。对于高血压患者，尤其是中、重度高血压患者，临床医生应谨慎用药，避免出现医源性高血压，影响降压疗效，甚至诱发高血压危象。

容易引起医源性高血压的药物主要有以下 3 类：

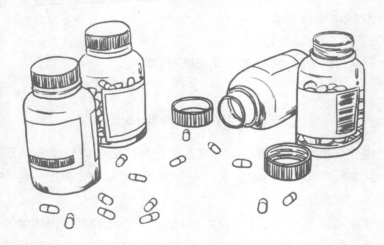

(1) 口服避孕药

部分妇女在服避孕药数月至数年后可有血压升高，发生率在18% 以下，停药后 1 ~ 12 个月内，大部分人血压可逐渐恢复正常，但另有 20% 即使停服避孕药，血压也不会降至正常。避孕药所致的血压升高与雌激素含量过高有关。雌激素可增加肾素分泌，使血浆中血管紧张素Ⅱ增加，使血管收缩，促进钠进入细胞内，并可使醛固酮分泌增加，水钠潴留，引起血压升高。对此类高血压患者的治疗，主要办法是停服避孕药，改用其他避孕措施。

（2）单胺氧化酶抑制剂

这类药物包括肼类抗抑郁药、优降宁及呋喃唑酮等，它们主要是拮抗单胺氧化酶及其他酶类，不利于儿茶酚胺失活，使收缩血管作用增强。临床表现有心慌，全身血管搏动，剧烈头痛，面色潮红，出汗及血压升高，大约有1/3患者会出现颈项强直，恶心呕吐，甚至发生高血压危象，出现半身不遂、昏迷，甚至死亡。治疗的关键在于预防，即不用或少用单胺氧化酶抑制剂，尤其是优降宁等药物。

（3）其他药物

①具有盐皮质激素作用的药物，如去氧皮质酮、甘草等，其引起高血压的机制可能与盐皮质激素引起的水钠潴留有关。

②非类固醇抗炎药物，如吲哚美辛等，因其会导致体内的前列腺素生成减少，从而使血压升高。

③损害肾脏的药物，如非那西汀。

④直接引起血管收缩的药物，如麦角胺、毒扁豆碱等。

八、高原性高血压

长期居住在高原地区的人血压增高（以舒张压增高为多见），而又不存在其他致高血压的原因，返回平原后不经降压处理，血压很快恢复正常，这种症状称为高原性高血压。

高原性高血压临床上主要表现为一般心脑血管病的症状和体

征，如心悸、气短、心脏扩大、心律失常及心功能不全等，同时伴有血压升高，有时发生高血压危象。其发病因素是多方面的。

对高原性高血压的治疗，除应按常规给予强心、利尿、扩血管药物及控制感染外，还应进行相应的降压治疗。而对长期积极治疗效果不明显，或并发严重脏器损害者，应及时转送到非高原地区医院治疗。

第三章
药物疗法

一、药物治疗的原则

高血压患者要将血压控制在理想水平，除了合理膳食、适当运动、戒烟限酒、心理平衡外，还要遵循以下 4 项治疗原则，才能更加有利于血压的控制。

（1）用药需择时

人的血压在一天 24 小时中不是恒定的，而是按着一定规律波动的。在睡眠时，血压可大幅度下降。如果白天忘记服抗高血压药，到了晚上临睡前才服药，则有可能使血压在夜间降得太低，特别是老年人，容易因此而诱发缺血性脑卒中。在致命的脑血管意外的患者中，约有 40% 的人与低血压有关。所以，老年高血压患者不宜在睡前服药。人在白天的血压升高与睡觉醒来和醒后的活动有关。

许多研究表明，上午 8 ～ 11 时和下午 3 ～ 5 时左右人的血压最高，出血性脑卒中的好发时间是上午 10 点。一般的药物在进入人体半小时后才开始起效，2 ～ 3 小时后药效最高。因此，上午 7 时和下午 2 时是高血压患者服药的最佳时间。此外，患者还可将服药时间进一步简化，即起床后服药。如果中午不休息，则可在午饭后 1 小时左右服药。但也有部分患者白天血压不高而晚上血压高或白天晚上血压均高，对这两种类型的血压控制则应提倡个性化原则。

（2）终身服药

高血压分为原发性和继发性两种类型。继发性高血压是在某种疾病（肾病、脑血管及内分泌疾病等）的基础上引发的，一旦病因被去除，患者的血压即可恢复正常，不需要终身服药。而原发性高血压的病因至今尚不明了，目前还无法根治，患者需要终身服药。

现实生活中，有些高血压患者经过一段时间的治疗以后，血压接近正常后就擅自停药了，这是非常错误的做法。由于停药后患者的血压可重新升高，即使升得不是很高，对心、脑、肾等器官的损害也是不可忽视的。因此，经数日多次测量血压高于150/95毫米汞柱的患者，或血压在140/90毫米汞柱上下，但有肥胖、血脂异常、患有糖尿病等情况的患者也要坚持终身服药。

(3) 稳定血压

血压不稳定可导致器官受损，因此，高血压患者必须保证血压稳定，最好选用能降低血压波动性的抗高血压药，但至今这方面的研究尚很欠缺。目前，患者能做到的就是避免人为地造成血压不稳定，即应定期监测血压，尽量使用长效抗高血压药，逐渐淘汰短效抗高血压药，并根据自己血压的高低来调整药物的剂量。

由于长效抗高血压制剂的价格比较昂贵，不利于普及，一些价格便宜而药效较好的中效抗高血压药（每天服1～2次），如尼群地平、安替洛尔等已受到多数患者的青睐，这也是较好的选择。

(4) 降压要达标

为使血压在一整天当中处于稳定状态，高血压患者在用药时最好使用长效制剂，即每天服用一次，任何时间均可（最好还是早晨起床后），但要每天在同一时间服用。国外一些大规模的研究发现，高血压患者的收缩压每降低10～14毫米汞柱和舒张压每降低5～6毫米汞柱，可使脑卒中和冠心病的发生率分别降低约40%和16%。

我国的几项临床研究表明，收缩压每降低9毫米汞柱和舒张压每降低4毫米汞柱，可使脑卒中和冠心病的发生率分别降低约36%和3%。因此，高血压患者将血压控制在理想的水平具有重要的临床意义。最新的一项研究结果表明，高血压患者的血压应控制在140/90毫米汞柱以下，更明确地说，目标血压是138/83毫米汞柱。若血压未达到这一目标，患者就应采取必要的措施，包括调节药量、联合用药、更换药物等。

二、世界卫生组织制订的药物治疗原则

世界卫生组织制订的药物治疗原则如下：

原则 1	**血压应逐渐下降**
原则	治疗应因人而异，按照病情的严重程度、血流动力学的障碍程度以及其他主要病情用药
原则	应从一种药物开始，阶梯式增加，重症高血压病例外
原则	复方联合疗法优于大剂量单一疗法，因为复方用的各种药物剂量较小，引起的副作用也较少
原则	避免给任何药物以不合适的剂量
原则	永远不要骤然停止某一种治疗或突然放弃某一种药物
原则	自己熟悉一定数量的药物，并坚持用这些药。最新药物不一定是最好的
原则	对情绪和精神无影响的药物是优先采用的药物，因为它们极少干扰每天的活动
原则	治疗应无限期继续下去，除非绝对必要，不要随意更换药物。治疗应简化，如果可能，每天 1 片
原则	对疾病要有耐心

三、降压目标

世界卫生组织（WHO）、国际高血压学会（ISH）以及我国的高血压指南的规定中，正常血压为 < 120/80mmHg。所以降压的目标血压也相应作了改变。年轻人或合并有糖尿病、肾病患者应降至 < 130/80mmHg 以下。

老年单纯收缩期高血压患者，收缩压应该降至 150mmHg 以下，如果能够耐受，还可以再降低到 140mmHg 以下，根据具体情况决定，但是要避免血压过低。危险程度越高的高血压病人，越需要把

血压降至目标值。达到目标血压所需的时间应根据病人的具体病情决定。

四、服药禁忌

（1）忌乱用药物

降压药的种类很多，作用也不完全相同。如果服药类型不正确，不仅无法取得降压效果，而且还会引起其他副作用，危害身体健康。高血压患者的药物治疗应在医生指导下进行，按病情轻重和个体差异，对症治疗。

（2）忌降压过急

有的人一发现高血压，就希望马上把血压降下来，因此随意加大药物剂量，其实，这样很容易发生意外。对高血压患者而言，短期内的降压幅度最好不要超过原血压的20%，血压降得太快或过低会发生头晕、乏力等症状，严重时还可导致缺血性脑中风和心肌梗死。

（3）忌单一用药

除轻型或刚发病的高血压外，其他类型的高血压尽可能不要单一用药，要联合用药、复方治疗，这样做的好处是产生协同效果，减少每种药物剂量，减轻副作用。

（4）忌不测血压服药

有的高血压患者平时不测血压，只是依据自我感觉服药，感觉好时就少服药，感觉不好时就多服药。其实，高血压的自觉症状与病情轻重并不一定完全一致，血压过低也会出现头晕不适，如继续服用降压药是很危险的。正确的做法是定时测量血压，及时调整剂量，维持血压稳定。

（5）忌间断服用降压药

有的高血压患者用降压药没有规律，时服时停，血压高时吃几片，血压一降就立即停药。这种间断服药的坏习惯不仅不能使血压稳定，还可能使病情加重。

(6) 忌无症状不服药

有些高血压患者平时无症状，测量血压时才发现血压高，用药后有头昏、头痛等不适症状，因此就停了药。高血压患者长时间不服药，就会导致病情加重，血压升高，进而引发心脑血管疾病。鉴于此，即使是无症状的高血压，一经发现，就要在医生的指导下坚持用药，使血压稳定在正常水平。

(7) 忌临睡前服降压药

临床发现，睡前服用降压药可诱发脑血栓、心绞痛、心肌梗死，这是因为睡眠时血液流速减慢、血压下降所致。高血压患者在睡前服用降压药使血压降低，在入睡后血压则会进一步降低，这种情况下，就容易形成血栓。因此，高血压患者睡前应尽量避免使用降压药物。对于高血压患者来说，晚上正确的服药方法是睡前 2 小时服药，同时还要随时测量血压，千万不可让血压过低。

五、西药治疗

降压药物可以作用于导致血压上升的各个环节，从而降低血压。但高血压无法根治，所以，服用降压药物的目的是将血压降至正常（或接近正常）水平，预防高血压并发症。

积极改善生活方式，坚持服用疗效好、副作用少并能保证生活质量的降压药物，疗效学上遵从个体化原则，经济学上强调量力而行原则。

目前，临床上最常用的降压药物有六大类，包括血管紧张素转化酶抑制药、血管紧张素 II 受体拮抗药、β 受体阻滞药、钙离子拮抗药、利尿降压药和 α 受体阻滞药，这些药物各有所长，需根据不同症状对症治疗。

（一）血管紧张素转换酶抑制剂

1993 年，世界卫生组织正式将血管紧张素转换酶抑制药（ACEI）——普利类为一线抗高血压药物。它能够阻止减少体内强烈收缩血管的物质——血管紧张素Ⅱ的生成，同时减少另一种舒张血管的物质——缓激肽的降解，达到降低血压的目的。血管紧张素转换酶抑制药突出的一个特点是对心、脑、肾有独特的保护功能。

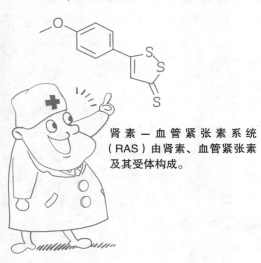

肾素—血管紧张素系统（RAS）由肾素、血管紧张素及其受体构成。

常用的血管紧张素转换酶抑制药的药理作用、用法与用量、临床应用见下表：

名　称	药理作用	用法与用量	临床应用
卡托普利（开博通）	其降压机制为抑制血管紧张素转换酶活性、降低血管紧张素Ⅱ水平、舒张小动脉等。口服起效迅速，经 1 小时达最高血浓度，作用维持 6～8 小时。增加剂量可延长作用时间，但不增加降压效应	口服，每次 25～50 毫克，每日 75～150 毫克。开始时每次 25 毫克，1 日 3 次（饭前服用）；渐增至每次 50 毫克，每日 3 次。每日最大剂量为 450 毫克。儿童用量，开始每日 1 毫克／千克体重，最大 6 毫克／千克体重，分 3 次服	适用于治疗各型高血压，特别是常规疗法无效的严重高血压病。也可用于顽固性慢性心力衰竭，对洋地黄、利尿药和血管扩张药无效的心力衰竭患者有效

续表

名　称	药理作用	用法与用量	临床应用
依那普利（悦宁定）	为不含巯基的 ACEI，它在体内水解为依普利拉（苯丁羧脯酸）而发挥作用，比卡托普利强 10 倍。其降压作用慢而持久。能降低总外周阻力和肾血管阻力，能增加肾血流量。口服后吸收迅速，0.5～2 小时后血药浓度达峰值。在体内可被水解，但水解产物仍具药理活性	口服，每次 10 毫克，日服 1 次，必要时也可静脉注射以加速起效。可根据患者情况增加至日剂量 40 毫克	适用于高血压病及充血性心力衰竭患者
贝那普利	为不含巯基的强效、长效 ACEI，在体内水解成有活性的代谢物贝那普利拉而起作用。其降压效果与卡托普利、依那普利相似。口服后吸收迅速，服后 0.5 小时血药浓度达峰值；1.5 小时活性代谢物血液浓度达峰值。食物对吸收有影响	口服，开始剂量为每日 1 次 10 毫克，然后可根据病情渐增剂量至每日 40 毫克，1 次或分 2 次服用。严重肾功能不全、心力衰竭或服用利尿药的患者初始剂量每日 5 毫克；充血性心力衰竭患者每日剂量 2.5～20 毫克	适用于各型高血压和充血性心力衰竭患者
培哚普利（雅施达）	为不含巯基的强效、长效 ACEI，在肝内代谢为有活性的培哚普利拉而起作用。作用产生较慢。口服后吸收迅速，1 小时后血药浓度达峰值。食物对吸收影响明显	口服，每日 1 次 4 毫克，可根据病情增至每日 8 毫克。老年患者及肾功能低下患者酌情减量	适用于高血压病患者
福辛普利（蒙诺）	为强效、长效 ACEI，较卡托普利强 3 倍。肝、肾功能不全者对本药清除无影响	口服，每日 1 次 5～40 毫克，最大剂量不超过 80 毫克	适用于高血压病患者
阿拉普利	为含巯基的 ACEI，在体内转化为卡托普利而起作用。降压作用产生较慢，持久	口服，每日 25～75 毫克	适用于高血压病患者

名　称	药理作用	用法与用量	临床应用
莫维普利	为含巯基的 ACEI，在体内转化为卡托普利而起作用。降压作用产生较慢，但持久（为卡托普利的 2 倍）	口服，每日 40～60 毫克	适用于高血压病患者
佐芬普利	为含巯基的 ACEI，在体内代谢为有活性的代谢物而起作用。最大降压作用于口服后 2 小时出现，可持续 24 小时	口服，每日 30～60 毫克，1 次或分 2 次服	适用于高血压病患者
西拉普利（抑平舒）	为含巯基的 ACEI，在体内代谢为有活性的代谢物而起作用。口服后 4～6 小时呈最大降压作用，可持续 24 小时	口服，每日 1 次 2.5～5 毫克	适用于高血压病患者
喹那普利（益恒）	为含巯基的 ACEI，在体内代谢为有活性的代谢物而起作用。降压出现较快（2～6 小时）	口服，每日 10～80 毫克，1 次或分 2 次服。	用于治疗高血压病和充血性心力衰竭患者

血管紧张素转换酶抑制药的不良反应：

（1）刺激性干咳

在服用本药的患者中，有 20% 左右出现刺激性咳嗽而停服此药。

（2）血管性水肿

是最严重和罕见的副作用，一般认为与缓激肽有关。

（3）禁忌证及慎用情况

此类药物可使胎儿畸形，妊娠高血压患者绝对禁用，育龄妇女慎用。对严重血容量下降或低盐及血浆肾素水平很高的患者（利尿过度），常首次服用血管紧张素转换酶抑制药时发生血压下降。此种患者提前 1～2 天停用利尿药。

血管紧张素转换酶抑制药在下列的情况下慎用：重度血容量减少；重度主动脉、二尖瓣狭窄；限制性心包炎；重度充血性心力衰竭（NYHA4 级）；肾性高血压尤其是双侧肾血管病变或孤立肾伴肾动脉狭窄；原因未明的肾功能不全；有血管杂音的老年吸烟者；服用非甾体类抗炎药的肾功能不全者。

（二）血管紧张素 II 受体拮抗剂

血管紧张素 II 受体拮抗剂（ARB）是目前最新、副作用最小的降压药。

血管紧张素 II 是由血管紧张素 I 在血管紧张素转换酶的作用下生成的激素。血管紧张素 II 与位于心脏、血管和肾等器官的受体结合，导致血压上升。血管紧张素 II 受体拮抗药就是通过阻断这个受体的作用，从而达到降低血压的目的。起效慢、副作用小是其特点。

常用的血管紧张素 II 受体拮抗剂药物及药理作用、用法与用量、应用见下表：

名　　称	药理作用	用法与用量	临床应用
氯沙坦（科素亚）	为新型的非肽类血管紧张素 II 受体拮抗药，作用于受体 AT1，而产生降压作用。它具有口服有效、高亲和力、高选择性、高专一性、无激动活性的特点	口服，正常剂量每次 50 毫克，每日 1 次。可单独应用，也可与氢氯噻嗪每次 12.5 ～ 25 毫克同用。肝功能不全者应从低剂量开始，每次 25 毫克，每日 1 次，加氢氯噻嗪利尿药每日 12.5 毫克，一般疗程 8 ～ 12 周	适用于高血压病患者。降压同时可改善心力衰竭、心肌肥厚，保护肾脏

名　称	药理作用	用法与用量	临床应用
缬沙坦（代文）	为血管紧张素Ⅱ受体AT1拮抗药，选择性阻断血管紧张素Ⅱ与AT1受体的结合，抑制血管收缩和醛固酮的释放而产生降压作用	口服，成人每次80毫克，每日1次。一般2周内可出现效果，4周后疗效最显著。如未达疗效或疗效不明显者，日剂量可增至160毫克或加用利尿药	临床用于轻、中度高血压患者
厄贝沙坦（安博维）	为强力高选择性口服血管紧张素Ⅱ受体拮抗药，它能完全阻断由AT1受体介导的血管紧张素Ⅱ的全部活性。同时也降低了血浆中醛固酮的浓度	口服，成人每日150毫克，每日1次。2周内可酌情增至每日300毫克；75岁以上老年人，起始剂量为每日75毫克	临床用于原发性高血压患者

　　血管紧张素Ⅱ受体拮抗药不良反应发生率低，常有首剂效应，出现低血压、头晕、头痛、失眠、疲乏，少数患者用药后出现一过性的丙氨酸氨基转移酶和血钾升高。用药期间很少引起咳嗽，停药后血压无反跳现象。

　　注意，妇女妊娠期和有重度肾病的人群禁用。它可能会造成胎儿死亡率升高，以及高血钾症和肾衰竭。

（三）β受体阻滞剂

　　β受体阻滞药直接针对心血管受体发挥药理学效应，阻滞心血管病的病理生理重要靶点，具有减慢心率和降低心肌耗氧量的作用，其作用机制是通过抑制肾上腺素能受体，减慢心率，减弱心肌收缩力，降低血压，减少心肌耗氧量，防止儿茶酚胺对心脏的损害，改善左心室和血管的重构及功能。其治疗作用非常广泛，对心绞痛、心肌梗死、高血压、心律失常均有效。近来发现该类药有改善心力衰竭患者心功能和临床症状的作用，并降低发病率和病死率。

常用的β受体阻滞剂药物的药理作用、用法与用量、临床应用见下表：

名 称	药理作用	用法与用量	应用
盐酸普萘洛尔（心得安）	是临床应用较早，且最广泛的一种β受体阻滞药。长期口服用药，可使收缩压和舒张压平稳下降，而无直立性低血压	片剂：10毫克。口服，10毫克/次，每日2～3次	适用于有高动力循环或心动过速的高血压病患者。但它对脂质和糖代谢有影响，已较少应用
阿替洛尔（氨酰心安）	是一种心脏选择性β受体阻滞药，无内源性抑制交感神经活性，半衰期6～9小时，多数临床研究表明，经一次服药能使血压持续下降24小时	片剂：25毫克。口服，25毫克/次，每日2次	适用于心动过速合并高血压的患者。与血管扩张药、钙离子拮抗药或利尿药合用降压效果更好
美托洛尔（倍他乐克）	是一种选择性β受体阻滞药。治疗高血压病，口服100毫克，共4周，总有效率达82.4%，治疗2周后血压逐渐下降，而心率并不随之下降，可明显改善高血压病患者的心悸、眩晕、胸闷等症状	片剂：25～50毫克。口服，12.5～25毫克/次，每日2次	在治疗高血压病、心绞痛、心肌梗死、心律失常等方面，都取得了一定疗效。适用于一、二期高血压病患者
噻吗洛尔（噻吗心安）	是一种非选择性β₁受体阻滞药，具有轻度膜稳定作用，对心脏的心血管效应与普萘洛尔相似。该药还具有降低眼压的作用，因此对伴有青光眼的老年高血压患者尤为重要	抗心绞痛剂量为15～45毫克/天，分3～4次服用；高血压剂量为20～60毫克/天，分2～3次服用；急性心肌梗死患者长期服用可延长寿命	用于高血压病、心绞痛、急性心肌梗死和快速心律失常的治疗

名　　称	药理作用	用法与用量	应用
塞利洛尔（色利普洛尔）	是一种高度选择性β_1受体阻滞药，具有内在的拟交感活性和部分激动β受体的作用，对血脂无不良反应。口服后无首关效应，2～3小时血药浓度达峰值，生物利用高，可达30%～70%，血浆半衰期4～5小时	片剂：100毫克。口服，100～300毫克／次，每日1次	主要用于高血压病、心绞痛治疗
艾司洛尔	是一种对心脏β受体具有选择性阻滞作用的超短时作用的阻滞药，无内在拟交感活性和膜稳定作用。对心脏能有效降低心肌做功量，减少心肌耗氧量，使缺血部位或梗死区域的血流量得到改善，同时相应降低血压和心率，使临床症状得到改善	室上性心动过速负荷剂量为500毫克／（千克·分钟），1分钟内注射完，维持剂量50～110毫克／分钟。4～5分钟后效果不好，可重复一次负荷剂量，维持剂量增加至100毫克／（千克·分钟）。如效果仍不好，不可再重复负荷剂量，并增加至维持量300毫克／（千克·分钟），一般维持24小时。控制高血压时可以80～100毫克／千克的剂量在30秒钟内注射完，维持剂量150～300毫克／（千克·分钟）	适用于发作性室上性心动过速，急性心肌梗死伴发的心房纤颤、心房扑动和高血压患者。对手术期发生的心动过速、血压升高等，能够迅速发挥治疗作用而又能避免使用后发生持续的不良反应

β 受体阻滞药的主要不良反应有：

（1）中枢神经系统

多梦、幻觉、失眠、疲乏、眩晕及抑郁等症状，特别是脂溶性高的β受体阻滞药，易通过血脑屏障引起不良反应，如普萘洛尔。

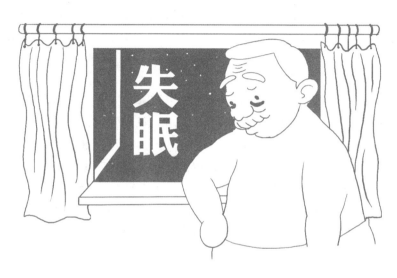

（2）消化系统

腹泻、恶心、胃痛、消化不良、便秘等，少数患者可致脏层腹膜纤维大量增生。

（3）肢端循环障碍

少数患者出现四肢冰冷、发绀、脉搏消失，以服用普萘洛尔者发生率最高。

（4）支气管痉挛

当服用非选择性β受体阻滞药时，由于β₂受体被阻断，使支气管收缩，增加呼吸道阻力，诱发或加重支气管哮喘的急性发作。

（5）低血糖反应

β受体阻滞药不影响胰岛素的降血糖作用，但对正在使用胰岛素治疗的糖尿病患者，使用β受体阻滞药能延缓胰岛素引起低血糖反应后的血糖恢复速度，即产生低血糖反应，故糖尿病患者或低血糖患者应慎用此类药物。

(6) 心血管系统

临床较为常见的心血管系统不良反应有低血压、心动过缓等。普萘洛尔、阿替洛尔等药物可通过乳汁分泌，故哺乳期妇女应慎用。

（四）钙通道阻滞剂

钙通道阻滞药最初是作为治疗心绞痛和心律失常的药物研发的，现在已作为主要降压药被广泛采用。我们知道，细胞内的钙离子增多，血压就会上升。而钙通道阻滞药具有防止细胞外的钙离子进入细胞内的作用，通过降低细胞内的钙离子浓度，起到扩张血管、降低血压的作用。此类药物尤其适用于高血压病并发冠心病心绞痛及单纯收缩压增高的老年患者。对肾脏有一定的保护作用，安全性能良好，对颈动脉粥样硬化、糖尿病、外周血管病均有良好效果。

目前，临床根据钙离子拮抗药降压作用持续时间长短，将此类药物分为短效、中效、长效三类，其代表药物及其特点见下表：

分类	代表药物	特点
短效	硝苯地平（心痛定）	其疗效好，但稳定性差。作用持续时间短，一般每天需服用 3 次，服药间隔时间血压还有可能上升，难以有效控制血压
中效	非洛地平	有高度的血管选择性，性质稳定，疗效确切。但药物疗效受胃肠道功能影响，因此不能掰成两半服用
长效	药物本身长效：氨氯地平	除其本身具有高度血管选择性外，还兼具半衰期长、作用持久等特点。患者偶尔漏服一次也不会造成血压升高
	包装工艺长效：缓释硝苯地平	通过控制释放及（或）缓慢释放技术，使短效钙离子拮抗药作用时间延长，即使短效药物长效化

此类药物对心脏的作用有降低血压、逆转左心室肥厚的作用，能改善心肌缺血，尤其是能治疗冠脉痉挛引起的变异性心绞痛。近期的研究还发现，它们还有抗动脉粥样硬化作用，不但能抑制粥样斑块形成，还能缩小已有的斑块体积。

钙离子拮抗药的不良反应主要有：

（1）血管扩张导致头痛，颜面部潮红等，发生率在10%以下。

（2）踝部水肿。可选择长效及控释剂型，减轻此类副作用的发生，也可适当加用小剂量利尿药联合降压及减轻副作用。

（3）反射性心率加快。但若从小剂量开始逐渐加大剂量，可明显减轻及减少，必要时可与美托洛尔、阿替洛尔等药物合用。

（4）维拉帕米可有较明显的减慢心率作用，并可引起便秘。与地高辛及β受体阻滞药合用时，要格外小心。

钙离子拮抗药服用时应注意的事项有：

（1）地尔硫䓬与硝苯地平合用，可使两者不良反应明显增加，不宜合用。

（2）长期使用钙离子拮抗药若骤然停用，会发生停药综合征而出现反跳现象，如心绞痛发作。

（3）缓释剂型应整片吞服，不能掰开或咀嚼及粉碎后服用。

（4）合并以下并发症的患者不宜使用钙离子拮抗药：①有心肌梗死病史；②心力衰竭患者；③基础心率较快或合并房颤及心率快的心律失常的患者。

（五）利尿降压药

利尿药作用于肾脏，通过促进钠和水的排泄来减少血容量，从而实现降压目的。利尿降压药适合于高血压病患者的治疗，单独应用就可使部分患者的血压降至正常，在应用其他降压药物效果不佳时，加用利尿降压药。世界卫生组织推荐利尿药作为老年性高血压病治疗的主要药物。

常用的利尿降压药物的用法与用量等见下表：

种类	通用名	常用药物名	用法用量	特点	不良反应
噻嗪类	氯噻酮	海因通、泰利通	100～200毫克，隔日服1次	通过抑制肾小管对钠的重吸收，减少循环的血容量，降低血压	长期服用易产生低血钾，应加服氯化钾或与保钾利尿药合用，或间歇用药
	氢氯噻嗪	双克	25～50毫克，每日3次		
	泊利噻嗪				
噻嗪类似物	吲达帕胺	寿比山、寿如松	1.25～2.5毫克，口服，每日1次		
	吲达帕胺缓释片	平至、钠催离			
襻利尿药	布美他尼		1毫克，口服，每日2次	作用快而强，静脉注射可在5～10分钟产生利尿作用，1小时达高峰。适用于急性左心衰竭或顽固性心力衰竭	可引起低血钠、低血钾、低血氯性碱中毒，或因循环血量过分降低而产生循环衰竭
	呋塞米	速尿	20～40毫克，口服，每日2～3次；肌内或静脉注射，每日1～2次		
	依他尼酸	利尿酸	25～50毫克，静脉注射，每日1次		
醛固酮受体拮抗药	螺内酯		20～40毫克，口服，每日3～4次	作用于远曲小管，排钠留钾。单用时效果较差，常与其他排钾利尿药合用	易导致肾功能不全
	氨苯蝶啶		50毫克，口服，每日3次		
碳酸酐酶抑制药	乙酰唑胺		250～500毫克，口服，每日1次	利尿作用轻	

（六）α受体阻滞药

α受体阻滞药在高血压病药物治疗中有其比较独特的作用，可作为治疗高血压病的二线药物使用。它能有效降低高血压病患者的血压，同时还能减轻前列腺肥大患者的排尿困难症状。因此，对于高血压病合并前列腺肥大的患者，可以推荐使用α受体阻滞药。

常用的α受体阻滞药物及其药理作用、用法与用量见下表：

名称	临床应用	用法与用量
特拉唑嗪	用于轻度或中度高血压	初始剂量：每次1毫克，1～2周后每日单剂量可加倍以达到预期效果；维持剂量：每次2～10毫克，每日1次，睡前服。用于良性前列腺增生，常用维持剂量：1次5～10毫克，每日1次
哌唑嗪	用于高血压、充血性心力衰竭，也用于麦角胺过量。可单独或与其他药物联合应用来控制妊娠期严重高血压。精神病患者、机械性梗阻引起的心力衰竭患者慎用。首次给药及以后加大剂量时，应卧床时给药，以免发生直立性低血压反应	口服：成人首剂0.5毫克，睡前顿服，此后每次0.5～1毫克，每日2～3次，逐渐按疗效调整为每日6～15毫克，分2～3次服。7岁以下儿童，每次0.25毫克，每日2～3次；7～12岁儿童，每次0.5毫克，每日2～3次，按疗效调整剂量
酚苄明	用于嗜铬细胞瘤的治疗和术前准备，周围血管痉挛性疾病，休克，前列腺增生引起的尿潴留。酚苄明过量时，不能使用肾上腺素。给药须按个体化原则，根据临床反应和尿中儿茶酚胺及其代谢物含量调整剂量。下对情况慎用：脑供血不足、代偿性心力衰竭、冠心病、上呼吸道感染、肾功能不全。老年人对本品降压作用敏感，易发生低温，肾功能较差者慎用	口服：成人开始时每次10毫克，每日2次，隔日增加10毫克，直至获得预期临床疗效或出现轻微不良反应；维持剂量：每次20～40毫克，每日2次。儿童开始按体重0.2毫克／千克体重，每日2次，或按体表面积6～10毫克／平方米，每日1次，以后每隔4日增量1次，直至取得疗效；维持量每日0.4～1.4毫克／千克体重或体表面积12～36毫克／平方米，分3～4次口服。注射：静脉注射，每日0.5～1毫克／千克体重；静脉滴注，用于心力衰竭和休克，0.5～1毫克／千克体重，加入5%葡萄糖注射液200～500毫升中，2小时滴完，每日总量不超过2毫克／千克体重

名称	临床应用	用法与用量
酚妥拉明	控制嗜铬细胞瘤患者可能出现的高血压危象，嗜铬细胞瘤的诊断性检查，预防静脉或静脉外注射去甲肾上腺素后出现的皮肤坏死或腐烂；勃起功能障碍。哺乳期妇女要选择停药或者停止哺乳。精神病、糖尿病患者慎用	静脉注射或静脉滴注：嗜铬细胞瘤手术时如血压升高，成人，静脉注射 2～5 毫克或静脉滴注每分钟 0.5～1 毫克，以防肿瘤手术时出现高血压危象；儿童，术中血压升高时可静脉注射 1 毫克，也可每次 0.1 毫克／千克体重，必要时可重复或持续静脉滴注。心力衰竭时减轻心脏负荷：静脉滴注每分钟 0.17～0.4 毫克
妥拉唑林	用于治疗经给氧或机械呼吸而系统动脉血氧浓度仍达不到理想水平的新生儿持续性肺动脉高压。肾功能障碍时应减量，肾功能不全或少尿患者，注射时应适当降低维持量 [< 0.9 毫克／（千克体重·小时）]，减慢输液速度。下列情况慎用：二尖瓣狭窄、酸中毒、消化性溃疡	静脉注射或静脉滴注：用于新生儿肺动脉高压，初始剂量每次 1～2 毫克／千克，10 分钟内静脉注射。可通过头皮静脉或回流至上腔静脉的其他静脉注射，使本品最大量到达肺动脉。维持剂量每小时 0.2 毫克／千克体重，静脉滴注。动脉血气稳定后逐渐减量，必要时在维持输注中可重复初始剂量。负荷量为 1 毫克／千克体重
乌拉地尔	用于各种类型高血压、重症高血压、高血压危象、难治性高血压、控制围手术期高血压	口服：缓释制剂与规格，每次 30～60 毫克，每日 2 次，维持剂量每日 30～180 毫克。注射：静脉注射每次 20～50 毫克，降压效果应在 5 分钟内即可显示。若效果不满意，可重复用药。静脉滴注最大浓度为 4 毫克／毫升，推荐初始输入速度为每分钟 2 毫克，维持剂量速度为平均每小时 9 毫克

主要不良反应

直立性低血压、心动过速或心律失常等。尤其是老年人血管弹性差，体内的压力感受器反应差，对血压降低不敏感，更容易发生直立性低血压。一般服用数次后首剂低血压可消失。

（七）联合用药的原则及方案

降压药联合用药的原则和方案如下：

（1）降压药联合应用的核心原则是增强疗效、减少不良反应。合理地联合使用不同类药物，不仅能使各类药物的降压作用相加或增强，还可减少不良反应。如下表：

联合用药	效　果
血管紧张素转换酶抑制药 + 噻嗪类利尿药	前者可减轻后者引起的低钾血症和对抗后者引起的交感激活。后者带来的血容量相对减少可增强前者的降压作用
血管紧张素转换酶抑制药 + 钙离子拮抗药	可通过不同的机制降低外周血管阻力而增强降压作用，适用于中、重度高血压病
β受体阻滞药 + 二氢吡啶类钙离子拮抗药	降压作用相加，而且前者还可减轻后者引起反射性心率增快的不良反应，并能提高治疗冠心病的疗效
β受体阻滞药 +α₁受体阻滞药	可增强疗效，前者能抵消后者引起的心动过速的不良反应
利尿药 + 各类降压药	减轻某些降压药（如β受体阻止药、α₁受体阻滞药）引起的水钠潴留

（2）降压药联合用药应采取小剂量联合，一般情况下可用 2～3 个剂型剂量，氢氯噻嗪只用半个或 1 个剂型剂量。

（3）降压药应用一般从 1 种一线药开始，当疗效不佳时可加用其他种类的降压药，只有部分重症病例或已有严重并发症患者才可能一开始就联用 2～3 种药物。此外，高血压病患者究竟需几种降压药才能将血压控制在目标水平，取决于高血压病的程度。高血压急症还需静脉使用降压药。

常用联合方案有：ACEI+ 利尿药、ACEI+ 钙离子拮抗药、ARB+ 利尿药、ARB+ 钙离子拮抗药、β受体阻滞药 + 利尿药、β受体阻滞药 + 二氢吡啶类钙离子拮抗药、β受体阻滞药 +α₁受体阻滞药。

（4）降压药之间的配伍禁忌。①同类药物不能联合应用。②β受体阻滞药不宜与可乐定、胍乙啶、哌唑嗪、维拉帕米等药物合用。③其他联合禁忌有：胍乙啶+哌唑嗪、二氮嗪+呋塞米、可乐定+甲基多巴、ACEI+保钾利尿药、噻嗪类利尿药+二氮嗪。

六、中药治疗

高血压病是现代医学的概念，中医典籍中没有这个病名，但是对于本病的症状描述和防治方法却早有记载。根据高血压病的临床表现和病程演变，高血压病可归属于中医学眩晕、头痛等病证的范畴，并与心悸、水肿、中风等病证有一定的内在联系，其中以眩晕论述者居多。

（一）中医认识的高血压病

中医学认为，高血压病的发生，主要是由于先天禀赋不足、精神紧张、饮食不节、内伤虚损等原因，致使人体阴阳平衡失调，尤其是肝肾阴阳失调，肾阴不足，水不涵木，肝阳上亢而成。其标在于肝火亢盛，其本与肾、脾诸脏有关。根据高血压病发病机制和临床表现的不同，中医通常将其分为肝阳上亢型、肝肾阴虚型、阴虚阳亢型、阴阳两虚型、痰浊内蕴型、瘀血阻络型、无症状型7种证型进行辨证治疗。由于高血压病病机复杂，病情多变，因此在一个证型中又会出现许多变化，也可以把这些变化看成是多个"亚型"，或兼证、并见证等，临床用药也需作相应的调整。

高血压病的治疗，应坚持中医辨证论治的特色，结合现代研究成果，做到辨证与辨病相结合，处理好血压升高与头晕、头痛以及其他全身症状的关系，把降低和稳定血压、消除症状、长期巩固、预防并发症、恢复劳动力作为治疗高血压病的目的，理清思路，找准方法，正确用药，才能收到较好的临床疗效。

（二）高血压病的中医分型

中医学对高血压的辨证分型有多种方式，最常用的是以脏腑、八纲、病因、病机、病名相互结合的分型方式。认为病之本是阴阳失调，病之标是内生之风、痰、瘀。因此，从实用、方便、易于掌握应用的观点出发，将其分为肝阳上亢型、肝肾阴虚型、阴虚阳亢型、阴阳两虚型、痰浊内蕴型、瘀血阻络型、无症状型 7 种证型，下面是其临床表现。

（1）肝阳上亢型

一般见于 I 期高血压病，主要表现为血压值高于正常，头目胀痛，眩晕耳鸣，心烦易怒，面部潮红，口苦口干，失眠多梦，便秘尿赤，舌质红，苔薄黄，脉弦数。

（2）肝肾阴虚型

多见于 II 期高血压病，在 I 期及 III 期高血压病中也可见到，主要表现为血压值高于正常，头晕目眩，头涨头痛，目涩、视物不清，健忘失眠，耳鸣如蝉，腰膝酸软，咽干口燥，手足心热，遗精盗汗，肢体麻木，舌质干红，苔薄少，脉弦细或细数。

（3）阴虚阳亢型

常见于 II 期高血压病，主要表现为血压高于正常，头痛头晕，目眩耳鸣，劳则加重，失眠多梦，健忘，腰膝酸软，五心烦热，面红口干，心悸易怒，舌质红，苔薄少或薄黄，脉弦细或弦细数。

（4）阴阳两虚型

多见于 III 期高血压病，主要表现为血压明显高于正常，病程相对较长，精神萎靡，头晕目眩，心悸怔忡，动则气急，畏寒肢冷，腰酸腿软，面浮肢肿，夜间尿多，阳痿早泄，失眠多梦，舌质淡，苔薄白，脉弦细无力。

（5）痰浊内蕴型

在Ⅰ期、Ⅱ期和Ⅲ期高血压病中均可见到，患者体形多肥胖，主要表现为血压值高于正常，眩晕、头痛或头重如裹，胸闷脘痞，体倦多寐，纳呆恶心，时吐痰涎，舌质淡，苔白腻，脉弦滑。

（6）瘀血阻络型

多见于Ⅲ期高血压病，在Ⅰ期、Ⅱ期也可见到，主要表现为血压高于正常，头晕，头痛如针刺，心悸健忘，精神不振，胸闷或痛，四肢麻木，面或唇色紫暗，舌质紫暗或有瘀斑，苔薄少，脉弦涩或有结代。

（7）无症状型

多见于Ⅰ期高血压病，患者自述无明显不适之感觉，仅测血压高于正常，舌质红或淡红，苔薄少或薄白，脉弦细或弦滑。

（三）高血压病辨证治疗方剂

辨证论治是中医的特色和优势，中医通常将高血压病分为肝阳上亢型、肝肾阴虚型、阴虚阳亢型、阴阳两虚型、痰浊内蕴型、瘀血阻络型、无症状型7种证型进行治疗，下面简要介绍肝阳上亢型、阴阳两虚型、阴虚阳亢型、痰浊中阻型四型的选方用药。

1. 肝阳上亢型

◆ 海带决明汤

【组成】湿海带200克，草决明30克。

【用法】用400毫升水煎煮，煎成200毫升，每天1剂，分早、晚2次空腹服用。

【功效】降压降脂、清肝明目、润肠通便。

◆ 天麻茯神饮

【组成】天麻 6 克, 茯神 9 克, 钩藤 9 克, 益母草 9 克, 白芍 9 克, 牛膝 12 克, 杜仲 12 克, 菊花 12 克, 首乌藤 12 克, 石决明 20 克, 黄芩 6 克。

【用法】用 1000 毫升水先煎煮石决明约 10 分钟, 再煎煮其他药, 最后煎煮钩藤 5 分钟, 取汁 400 毫升, 每天 1 剂, 分早、晚 2 次空腹服用。

【功效】平抑肝阳、滋阴潜阳。

◆ 清肝汤

【组成】牡丹皮 15 克, 柴胡 15 克, 芍药 15 克, 川芎 12 克, 当归 12 克, 栀子 12 克。

【用法】用 1000 毫升清水煎煮, 取汁 300 毫升, 每天 1 剂, 分早、晚 2 次空腹服用。

【功效】平肝息风、降低血压; 扩张血管。

◆ 红龙夏海汤

【组成】红牛膝 12 克, 地龙 12 克, 夏枯草 30 克, 海藻 30 克。

【用法】水煎服, 每日 1 剂, 日服 2 次。

【功效】平肝潜阳。

◆ 益母草桑枝汤

【组成】益母草 15 克, 桑枝 15 克, 野菊花 15 克, 钩藤 10 克, 苍耳子 5 克。

【用法】用 1000 毫升水先煎煮益母草、桑枝、苍耳子、野菊花, 后入钩藤煎煮 10 分钟, 取汁 300 毫升, 每天 1 剂, 分早、晚 2 次空腹服用。

【功效】滋养肝肾、平抑肝阳。

◆ 清脑降压汤

【组成】何首乌50克，石决明25克，珍珠母20克，白菊花15克，钩藤15克。

【用法】水煎服，每天1剂，日服2次。

【功效】补肝肾、益精血、降血压。

◆ 猪笼草钩藤汤

【组成】猪笼草60克，钩藤15克，土牛膝15克，糯稻根15克。

【用法】用1000毫升水，先煎土牛膝等药，后煎钩藤10分钟，煎成300毫升，每天1剂，分早、晚2次空腹服用。

【功效】平肝息风、清热活血、补益肝肾。

◆ 首乌寄生汤

【组成】玄参、寄生、牛膝、枸杞子、杜仲、车前子（包煎）各10克，丹参、何首乌各15克，钩藤、石决明各12克。

【用法】每天1剂，水煎服。

【功效】养护肝脏、镇痉降压。

◆ 天麻钩藤饮

【组成】天麻、栀子、黄芩、杜仲、益母草、桑寄生、夜交藤、朱茯神各9克，川牛膝、钩藤（后下）各12克，石决明（先煎）18克。

【用法】每日1剂，水煎取汁，分2次服。

【功效】平肝息风，清热安神。

2. 阴阳两虚型

◆ 附子山萸饮

【组成】附子 10 克（先煎），山茱萸 12 克，泽泻 12 克，桂枝 12 克（后下），山药 1 5 克，桑螵蛸 15 克，茯苓 15 克，熟地黄 15 克，牛膝 15 克。

【用法】用 2000 毫升水先煎煮附子 30 分钟，再煎煮山茱萸等药，最后煎煮桂枝 5 分钟，取汁 400 毫升，每天 1 剂，分早、晚 2 次服用。

【功效】温补肾阳、养阴活血。

◆ 附子龟甲汤

【组成】磁石 30 克，石决明 24 克，何首乌 15 克，丹参 15 克，龟甲 9 克，女贞子 9 克，旱莲草 9 克，附子 6 克。

【用法】水煎服，每日 1 剂，日服 2 次。

【功效】通经脉，恢复脏腑功能。

◆ 黄芪熟地汤

【组成】生黄芪、牡蛎各 30 克，熟地黄、钩藤（后下）、怀山药、白芍各 15 克，枸杞子、茯苓、山茱萸、杭菊花（后放）各 10 克。

【用法】每日 1 剂，分 2 次水煎服。

【功效】滋肾、养血、明目。

◆ 脾肾双补汤

【组成】生龙骨 30 克（先煎），磁石 30 克（先煎），桑寄生 30 克，玉米须 30 克，首乌 24 克，淫羊藿 9 克，川芎 9 克，杜仲

9 克。

【用法】水煎服，每日 1 剂，日服 2 次。

【功效】平肝、滋肾、潜阳。

◆ 玉竹黄芪汤

【组成】玉竹、黄芪、山药、杜仲、牛膝、山茱萸、鹿角胶（烊化）、巴戟天、益智仁各 15 克，枸杞子 12 克，龟甲胶（烊化）、熟地黄、桑寄生各 20 克。

【用法】用 1500 毫升水煎煮，取汁 400 毫升，每天 1 剂，分早、晚 2 次服用。

【功效】补气、固表、利水、养血、生肌。

◆ 地黄石斛饮

【组成】地黄 15 克，石斛 15 克，山萸肉 15 克，巴戟天 15 克，肉苁蓉 15 克，石菖蒲 15 克，麦冬 15 克，炙远志 12 克，薄荷 10 克（后下），大枣 5 枚，干姜 3 片。

【用法】用 1500 毫升水先煎煮地黄等药，最后煎煮薄荷 5 分钟，取汁 450 毫升，每日 1 剂，分早、晚 2 次服用。

【功效】滋阴补肾。

◆ 肉桂附子汤

【组成】肉桂末 2 克，熟附子、杜仲、山萸肉、茯苓、枸杞子各 10 克，熟地黄 15 克。

【用法】用 1500 毫升水先煎煮熟附子 30 分钟，再煎煮杜仲等药，取汁 400 毫升，用煎好的药汁冲服肉桂末，每日 1 剂，分早、晚 2 次服用，每次服用时冲肉桂末 1 克。

【功效】益气活血。

3. 阴虚阳亢型

◆ **生地天麻汤**

【组成】生地黄 18 克，天麻 15 克，菊花 15 克，白蒺藜 15 克，钩藤 15 克（后下），丹皮 12 克，赤白芍 12 克，桑椹 18 克，夜交藤 20 克。

【用法】用 1000 毫升水先煎煮生地黄等药，最后煎煮钩藤 10 分钟，煎成 400 毫升，每日 1 剂，分早、晚 2 次空腹服用。

【功效】清肝、平肝、潜阳、镇痉息风。

◆ **天冬玄参汤**

【组成】天冬 15 克，玄参 15 克，牛膝 15 克，茵陈 15 克，槐花 15 克，茺蔚子 15 克，白芍 12 克，代赭石 25 克（先煎），牡蛎 30 克（先煎），生地黄 18 克，丹参 18 克，夜交藤 25 克。

【用法】用 1500 毫升水先煎煮代赭石、牡蛎 10 分钟，再煎煮其他药，煎成 450 毫升，每日 1 剂，分早、晚 2 次空腹服用。

【功效】平肝潜阳、补肾滋阴。

◆ **茯苓泽泻汤**

【组成】茯苓 15 克，泽泻 10 克，山萸肉 15 克，丹皮 15 克，菊花 15 克，枸杞子 15 克，山药 18 克，熟地黄 18 克。

【用法】以 1000 毫升水煎煮，煎成 400 毫升，每天 1 剂，分早、晚 2 次空腹服用。

【功效】平抑肝阳、活血利尿。

◆ 玄参钩藤汤

【组成】玄参 21 克，丹参 15 克，生地黄 15 克，夏枯草 15 克，钩藤 15 克，白芍 12 克，麦冬 10 克，菊花 10 克，生山楂 10 克，泽泻 10 克，木香 10 克。

【用法】水煎服，每日 1 剂，日服 2 次，30 天为 1 个疗程。

【功效】滋阴平肝。

◆ 龙牡牛膝汤

【组成】龙骨、牡蛎各 18 克（先煎），牛膝 15 克，生地黄 15 克，女贞子 15 克，钩藤 15 克，白芍 15 克，菊花 15 克，石决明 15 克（先煎），旱莲草 12 克，枸杞子 18 克，龟甲 20 克（醋制）。

【用法】用 1500 毫升水先煎煮龙骨、牡蛎、石决明 10 分钟，再煎煮牛膝等药，煎成 450 毫升，每日 1 剂，分早、晚 2 次空腹服用。

【功效】滋阴补肾，可辅助降压。

◆ 地龙寄生汤

【组成】地龙 10 克，桑寄生 30 克。

【用法】用 500 毫升水煎煮，煎成 250 毫升，每日 1 剂，分早、晚 2 次空腹服用。

【功效】补益肝肾、强筋壮骨。

◆ 决明枯草饮

【组成】生石决明 30 克（先煎），夏枯草 15 克，生地黄、白蒺藜、钩藤（后下）各 12 克，冬桑叶、杭菊花、白芍、姜黄各 9 克，丹参 6 克。

【用法】每日 1 剂，水煎分 3 次服。

【功效】清肝、泻火、明目，降压。

◆ 羚角钩藤汤

【组成】羚羊角片 4.5 克（先煎），霜桑叶 6 克，川贝母 12 克，淡竹茹、鲜生地黄各 15 克，钩藤（后下）、菊花、茯神、生白芍各 9 克，生甘草 2.4 克。

【用法】用 1500 毫升水煎煮，煎成 400 毫升，每日 1 剂，水煎取汁，分 2 次服。

【功效】凉肝息风，增液舒筋。

◆ 莲椹汤

【组成】莲须 12 克，桑椹 12 克，旱莲草 12 克，女贞子 12 克，牛膝 15 克，山药 15 克，生牡蛎 30 克（先煎），龟甲 30 克（先煎）。

【用法】水煎，每日 1 剂，分 2 次服。

【功效】滋阴潜阳、柔肝补肾、去火明目。

◆ 白果枸杞降压饮

【组成】白果 15 粒、枸杞子 18 克。

【用法】加适量清水小火煮 20 分钟左右，每日临睡前服下。

【功效】补肾养肝、滋阴降压。

4. 痰浊中阻型

◆ 白术甘草汤

【组成】白术 15 克，甘草 12 克，天麻 10 克，半夏 15 克，橘红 15 克，茯苓 15 克，生姜 3 片，红枣 4 枚。

【用法】用 1000 毫升水煎煮，取汁 400 毫升。每日 1 剂。分早、晚 2 次空腹服用。

【功效】补脾益气、润肺止咳。

◆ 钩藤半夏汤

【组成】钩藤 15 克（后下），半夏 10 克，茯苓 10 克，泽泻 10 克，白术 10 克，天麻 6 克，陈皮 6 克。

【用法】用 1000 毫升水先煎煮半夏等药，最后煎煮钩藤 10 分钟，煎成 450 毫升。每日 1 剂，分早、晚 2 次空腹服用。

【功效】燥湿化痰、平肝息风。

◆ 牛膝山楂饮

【组成】牛膝、山楂肉、石决明（先煎）各 30 克，绵茵陈 18 克，益母草 16 克，钩藤、茯苓、生麦芽各 15 克，山栀、黄芩、川楝子各 12 克，天麻 10 克。

【用法】用 1000 毫升水煎煮，煎成 400 毫升，每日 1 剂，水煎分 3 次服。

【功效】健脾胃、消食积、散瘀血。

◆ 八味降压汤

【组成】夏枯草 30 克，紫丹参 30 克，马兜铃 30 克，代赭石 30 克（研成细末），怀牛膝 15 克，丹皮 15 克，刺蒺藜 15 克，钩藤 15 克。

【用法】用 1500 毫升水煎煮，煎取 400 毫升，每日 1 剂，日服 2 次。

【功效】化瘀清热。

◆ 白芷防风散

【组成】白芷 15 克，防风 12 克，天麻 12 克，胆南星 12 克，白附子 12 克，羌活 10 克。

【用法】用 1000 毫升水煎煮，煎成 300 毫升。每日 1 剂，分早、晚 2 次空腹服用。

【功效】清热除痰、燥湿镇痛。

◆ 化痰息风汤

【组成】茯苓 12 克，枣仁 12 克，黄连 10 克，胆南星 10 克，石菖蒲 10 克，橘红 10 克，半夏 10 克，枳实 10 克，竹茹 10 克，甘草 6 克，郁金 6 克，生姜 3 片。

【用法】用 1000 毫升水煎煮，煎成 400 毫升。每日 1 剂，分早、晚 2 次空腹服用。

【功效】健脾除湿、化痰息风。

◆ 赭决九味汤

【组成】代赭石 30 克（先煎），草决明 24 克，黄芪 30 克，党参 15 克，茯苓 15 克，法半夏 12 克，白术 9 克，陈皮 6 克，甘草 2 克。

【用法】用 1500 毫升水煎煮，煎取 400 毫升，每日 1 剂，分 2 次服。

【功效】益气化痰。

◆ 半夏白术天麻汤

【组成】半夏 9 克，天麻、茯苓、陈皮各 6 克，白术 15 克，甘草 4 克，生姜 1 片，大枣 2 枚。

【用法】用 1500 毫升水煎煮，煎取 400 毫升，每日 1 剂，分
2 次服。

【功效】健脾祛湿，化痰息风。

◆ 龙牡真武汤

【组成】生龙骨 12 克，生牡蛎 12 克，茯苓 9 克，清半夏 9 克，
白芍 6 克，白术 6 克，附片 6 克，生姜 4.5 克。

【用法】水煎服，每日 1 剂，分 2 次服。

【功效】温阳利水、健脾化痰。

◆ 竹茹茯苓汤

【组成】竹茹、茯苓、陈皮各 12 克，枳实、黄连、半夏各 10 克，
灯心、甘草各 6 克。

【用法】用 1000 毫升水煎煮，煎成 400 毫升。每日 1 剂，分早、
晚 2 次空腹服用。

【功效】祛痰化浊、利脑清胆。

◆ 益母茅根菊耳汤

【组成】益母草、白茅根、浆草各 30 克，野菊花 15 克，苍耳
子 5 克。

【用法】用 1500 毫升水煎煮，煎取 400 毫升，每日 1 剂，分 2
次服。

【功效】清热化痰、祛风除湿。

◆ 益母草夏枯汤

【组成】益母草 30 克，夏枯草 15 克，龙胆草 8 克，白芍 24 克，

炙甘草 8 克。

【用法】用 1000 毫升水煎煮,煎取 400 毫升,每日 1 剂,水煎服,分 2～3 次服用。

【功效】清肝散结、消痰利水。

（四）高血压病合并症的选方用药

1. 高血压病合并高脂血症

中医认为高血压病合并高脂血症的发生主要与机体阴阳平衡失调、气滞血瘀、痰浊内生等因素有关。根据发病机制和临床表现的不同,中医通常将其分为阴虚阳亢型、痰浊壅滞型、瘀血阻络型三种基本证型,下面是其选方用药。

（1）阴虚阳亢型

【主要表现】眩晕头痛,面红目赤,烦躁易怒,耳鸣肢麻,腰膝酸软,口苦口干,舌质红,苔薄少,脉弦细。

【治疗原则】滋阴潜阳。

【选方】天麻钩藤饮加减。钩藤、决明子、桑寄生各 12 克,菊花、川牛膝、枸杞子、生地黄、益母草各 9 克,何首乌 18 克,天麻、栀子、甘草各 6 克,并注意随症加减。每日 1 剂,水煎取汁,分早晚 2 次服。

（2）痰浊壅滞型

【主要表现】头晕头痛,胸脘痞闷,肢麻口黏,体胖腹胀,舌质淡,苔白腻,脉弦滑。

【治疗原则】化痰降浊。

【选方】温胆汤加减。半夏、陈皮、瓜蒌、泽泻、莱菔子、决明子各 9 克,茯苓、夏枯草各 12 克,枳实、竹茹、僵蚕、甘草各 6 克,并注意随症加减。每日 1 剂,水煎取汁,分早晚 2 次服。

（3）瘀血阻络型

【主要表现】头痛如针刺，头晕，胸闷或胸胁刺痛，健忘心悸，或四肢麻木，或失眠多梦，舌质紫暗，苔薄少，脉弦涩。

【治疗原则】活血通络。

【选方】血府逐瘀汤加减。桃仁、川芎、赤芍、当归、川牛膝各9克，夏枯草、山楂各12克，丹参24克，红花、枳壳、柴胡、蒲黄、甘草各6克，并注意随症加减。每日1剂，水煎取汁，分早晚2次服。

2. 高血压病合并糖尿病

高血压病属于中医学"眩晕""头痛"的范畴，糖尿病属于中医学"消渴"的范畴。中医认为高血压病合并糖尿病的基本病理机制是机体阴阳平衡失调加重，在肝肾阴虚、阴虚阳亢的基础上，又有燥热内生、耗伤阴津而水谷运化失常，因而这类患者除眩晕、头痛等高血压病的临床表现外，还有多饮、多食、多尿、形体消瘦等糖尿病的症状。根据高血压病合并糖尿病患者发病机制和临床表现特点的不同，中医通常将其分为肝肾阴虚型、阴虚阳亢型及阴阳两虚型3种基本证型，下面是其选方用药。

（1）肝肾阴虚型

【主要表现】头晕头痛，健忘耳鸣，心烦失眠，形体消瘦，口燥咽干，腰膝酸软，或尿频量多，舌质红，苔薄少，脉弦细。

【治疗原则】滋补肝肾，养阴生津。

【选方】杞菊地黄汤加减。熟地黄、山药、枸杞子、丹参、夏枯草各15克，茯苓、玄参、桑寄生、川牛膝各12克，山萸肉、丹皮、泽泻、菊花、生地黄各9克，甘草6克，并注意随症加减。每日1剂，水煎取汁，分早晚2次服。

（2）阴虚阳亢型

【主要表现】头胀头痛，眩晕耳鸣，急躁易怒，失眠多梦，面色潮红，腰膝酸软，口干口苦，肢体麻木，形体消瘦，舌质红，苔薄少或苔黄燥，脉弦细数。

【治疗原则】补益肝肾，滋阴潜阳。

【选方】天麻钩藤饮加减。天麻、桑寄生、黄芩、益母草各 12 克，钩藤、川牛膝、枸杞子、石决明、天冬、生地黄、玄参各 15 克，栀子 9 克，代赭石、生龙骨、生牡蛎各 24 克，甘草 6 克，并注意随症加减。每日 1 剂，水煎取汁，分早晚 2 次服。

（3）阴阳两虚型

【主要表现】眩晕耳鸣，头痛头空，气短乏力，心悸少寐，腰膝酸软，畏寒肢冷，小便清长，面浮肢肿，口干，舌质淡体胖，脉沉细。

【治疗原则】滋阴助阳，温补脾肾。

【选方】金匮肾气丸加减。熟地黄、山药、白术各 15 克，淫羊藿、丹皮、泽泻、桂枝、制附子各 9 克，桑寄生、茯苓、川牛膝各 12 克，党参、黄芪、益母草各 30 克，甘草 6 克，并注意随症加减。每日 1 剂，水煎取汁，分早晚 2 次服。

3. 高血压病合并冠心病

中医认为高血压病合并冠心病的基本病理机制是机体阴阳失调日久，气滞血瘀，或痰浊内阻，导致瘀阻心络。这类患者往往既有高血压病眩晕头痛的症状，又有胸闷、心前区疼痛等冠心病的临床表现。根据高血压病合并冠心病患者发病机制和临床表现特点的不同，中医通常将其分为阴虚阳扰型、气滞血瘀型、痰浊内阻型以及胸阳痹阻型 4 种基本证型进行辨证治疗。

(1) 阴虚阳扰型

【主要表现】头晕头痛，胸闷不适或胸痛，失眠盗汗，手足心热，腰膝酸软，舌质红，苔薄少，脉弦细数。

【治疗原则】滋阴降火。

【选方】天王补心丹加减。生地黄、天冬、麦冬、当归、玄参、柏子仁、酸枣仁、枸杞子、白蒺藜、沙参各9克，茯苓12克，丹参18克，生石决明30克，五味子、甘草各6克，并注意随症加减。每日1剂，水煎取汁，分早晚2次服。

(2) 气滞血瘀型

【主要表现】眩晕头痛，心悸健忘，心痛时作，如针刺而痛处固定，舌质紫暗或有瘀斑，苔薄少，脉弦涩。

【治疗原则】行气活血。

【选方】血府逐瘀汤加减。桃仁、生地黄、菊花、葛根各12克，红花、当归、赤芍、枳壳、延胡索、郁金各9克，川牛膝18克，川芎、柴胡、甘草各6克，并注意随症加减。每日1剂，水煎取汁，分早晚2次服。

(3) 痰浊内阻型

【主要表现】眩晕头痛，身重恶心，呕恶痰涎，胸闷或胸痛，舌质淡或淡紫，苔厚腻，脉弦滑。

【治疗原则】祛痰化浊。

【选方】温胆汤合半夏白术天麻汤加减。半夏、白术、郁金各9克，茯苓、瓜蒌、钩藤各12克，陈皮、枳壳、厚朴、竹茹、天麻、甘草各6克，并注意随症加减。每日1剂，水煎取汁，分早晚2次服。

(4) 胸阳痹阻型

【主要表现】眩晕头痛，胸闷胸痛、心悸气短，受寒诱发或加重，舌质淡或暗，苔薄白润，脉弦迟。

【治疗原则】宣痹通阳。

【选方】瓜蒌薤白桂枝汤加减。瓜蒌 15 克，薤白、半夏、葛根、淫羊藿各 9 克，茯苓 12 克，丹参 18 克，桂枝、枳壳、陈皮、甘草各 6 克，并注意随症加减。每日 1 剂，永煎取汁，分早晚 2 次服。

（五）高血压病常用验方

用于治疗高血压病的验方有很多，恰当应用会取得非常不错的治疗效果。但需要注意的是，每个验方都有其适用范围，选用验方一定要由有经验的医师作指导，切不可自作主张生搬硬套地选用，以免引发不良反应。下面为您介绍一些治疗高血压病的验方。

◆ **降压饮**

【药物组成】菊花、天冬、麦冬、枸杞子、女贞子各 3 克，决明子 6 克，红花 0.5 克，石菖蒲 1.5 克。

【用法用量】每日 1 剂，水煎服，30 天为 1 个疗程，一般用药 2 个疗程。

【功效】平肝潜阳，豁痰活血，滋阴降压。

◆ **疏风活血汤**

【药物组成】菊花、桑枝、丹参各 15 克，柴胡、红花、栀子、丹皮、赤芍各 10 克，葛根、地龙各 12 克，蔓荆子 9 克，薄荷 6 克。血瘀明显者加川牛膝、三棱、莪术，热象重者加黄芩，夹痰者加胆南星、竹沥汁，头重水肿者加益母草、泽兰。

【用法用量】每日 1 剂，水煎，分早、晚 2 次温服，服药期间停用其他药物。

【功效】清肝泻火，清热利湿。

◆ 柴胡疏肝汤

【药物组成】柴胡、菊花、黄芩、香附、川芎、青木香各15克，白芍、郁金、牛膝、丹参各20克，夏枯草30克。失眠多梦加合欢皮、炒枣仁或夜交藤，心悸明显加琥珀、柏子仁或珍珠母，头痛项强加葛根，腰膝酸软加杜仲、桑寄生，胸闷加枳壳、瓜蒌，心烦易怒加丹皮、栀子，口干加玄参、知母，口苦加龙胆草，肝阳上亢明显加生龙骨、生牡蛎或代赭石。

【用法用量】每日1剂，水煎，分2次服，1周服用5剂为1个疗程，连续治疗4个疗程。

【功效】疏肝解郁，调和气血。

◆ 清热活血汤

【药物组成】当归10克，生地黄、生杜仲、酒黄芩、桑寄生各12克，红花、赤芍、石决明、桃仁各9克，夏枯草24克，谷精草15克，川芎、甘草6克。

【用法用量】每日1剂，水煎，分早、晚2次服，30天为1个疗程，服药期间停用其他药物。

【功效】清肝泻火，活血化瘀。

◆ 抑肝降压汤

【药物组成】天麻、石决明、草决明、川牛膝、栀子、白芍、杜仲、泽泻各15克，钩藤30克，夏枯草12克，菊花10克，茯苓20克。

【用法用量】每日1剂，水煎，分2次服，1个月为1个疗程。

【功效】抑肝潜阳，清肝明目。

◆ 天麻地黄汤

【药物组成】天麻、熟地黄、山茱萸、丹皮、茯苓、泽泻、钩藤、山药、葛根各 15 克，全蝎、甘草各 3 克。

【用法用量】每日 1 剂，水煎服。同时配合氨氯地平片，每次 5 毫克，每日 1 次，口服，8 周为 1 个疗程。

【功效】平肝潜阳，滋肾养阴。

◆ 降压化瘀方

【药物组成】天麻、牛膝、生地黄、地龙、桃仁、红花各 15 克，钩藤、黄芩、赤芍、川芎、茯神、决明子、杜仲、代赭石各 12 克，丹参 20 克，罗布麻 10 克。肝肾阴虚者加白芍、玄参，肝阳偏亢者加龙骨、牡蛎，痰浊中阻者加半夏、白术，肝火盛者加菊花、龙胆草，气血虚者加黄芪、阿胶。

【用法用量】每日 1 剂，水煎，分 2 次温服，2 周为 1 个疗程。

【功效】滋补肝肾，调整阴阳，疏通血脉。

◆ 泻肝通腑汤

【药物组成】决明子、炒莱菔子各 30 克，芦荟、当归、龙胆草、生地黄、山茱萸各 12 克，甘草 10 克。大便秘结者加炒大黄 12 克，眩晕、手足震颤者加龙骨、牡蛎各 30 克。

【用法用量】每日 1 剂，水煎服，1 个月为 1 个疗程。注意低盐饮食，养心静志，作息有时。

【功效】泻肝通腑，兼以养阴。

◆ 清心降压饮

【药物组成】生地黄、石决明各 30 克，竹叶、白茅根、丹参、益母草、夏枯草、豨莶草各 10 克，白芍、菊花各 15 克，灯心草、甘草各 3 克。头痛者加钩藤、蔓荆子各 10 克；大便秘结者加大黄 6 克；血脂高者加山楂 15 克，苍术 10 克；阴虚甚者加麦冬 15 克，五味子、女贞子各 10 克。

【用法用量】每日 1 剂，水煎 2 次，合药液后分早、中、晚服，1 个月为 1 个疗程，一般治疗 2 个疗程。

【功效】清心降火，活血利水。

◆ **参七楂蒲汤**

【药物组成】丹参、山楂各 30 克，天麻 15 克，三七、石菖蒲、钩藤、水蛭各 10 克。肝火亢盛型加龙胆草、黄芩各 10 克，栀子 15 克；痰浊壅盛型加胆南星 8 克，白术 10 克；阴虚阳亢型加炙龟甲 20 克，山茱萸、菊花各 10 克；阴阳两虚型加淫羊藿 15 克，枸杞子、煅龙骨、煅牡蛎各 20 克。

【用法用量】每日 1 剂，水煎 2 次，将药液混合后，分早、晚饭后 30 分钟温服，30 天为 1 个疗程。

【功效】活血化瘀，祛湿化浊，降脂降压。

（六）高血压病常用的中成药

中成药是以中药为原料，经制剂加工制成各种不同剂型的中药制品，包括丸、散、膏、丹各种剂型，具有组方严谨、疗效确切、便于携带、服用方便、不良反应少等特点，深受广大高血压病患者的欢迎。2010 年国家药典委员会编写的指导临床中、西医合理使用中成药专业书籍——《临床用药须知》（中药卷）中所收载的抗高血压药共有 8 类。

1. 泻下剂

◆ 当归龙荟丸

【药物组成】龙胆（酒炒）、大黄（酒炒）、芦荟、黄连（酒炒）、黄芩（酒炒）、黄柏（盐炒）、栀子、青黛、当归（酒炒）、木香、麝香。

【功效】有泻火通便的功能。适用于原发性高血压证属肝经火旺（盛），肝气郁结，或随气逆，上扰清窍所致的头目眩晕、耳鸣耳肿、口苦胁痛、心中烦热、大便燥结、小便黄赤、目赤肿痛、脉弦数、舌苔黄者。

【用法用量】口服，一次6克，一天两次。

【注意事项】冷积便秘、阴虚阳亢之眩晕者慎用。

◆ 尿毒灵灌肠液

【药物组成】大黄、土茯苓、连翘、栀子、白茅根、桂枝、金银花、地榆、青黛、黄柏、龙骨（煅）、牡蛎（煅）、槐花、钩藤、蒺藜、丹参、红花、生晒参、麦冬、枸杞子。

【功效】有通腑泄浊、通利消肿的功能。适用于湿浊内阻、脾肾衰败所致的全身水肿、恶心呕吐、大便不通、无尿少尿、头痛烦躁、舌黄、苔腻、脉实有力者；慢性肾衰、尿毒症及肾性高血压见上述证候者。临床主要用于水肿、肾劳（溺毒）。

【用法用量】甲组，每瓶装20克；乙组，每瓶200毫升。应用时将甲、乙组（甲组10克、乙组100毫升）混匀，一次灌肠，一天1～2次。

【注意事项】患者直肠疾病或腹泻每日三次以上者，慎用。

2. 清热泻火剂

◆ 牛黄上清丸（胶囊、片剂）

【药物组成】人工牛黄、菊花、连翘、荆芥穗、白芷、薄荷、黄芩、黄连、黄柏、栀子、石膏、赤芍、地黄、当归、川芎、冰片、桔梗、甘草。

【功效】平肝息风，清热解毒。临床用于头痛、眩晕；原发性高血压，且多因热毒内盛，风火上攻所致，症见头痛，伴有头晕、面红目赤、口干口苦、血管神经性头痛等症。

【用法用量】一般服水丸 16 粒（3 克）；大蜜丸 1 丸，1 天两次。片剂一次服 4 片，1 天两次。胶囊剂一次服 3 粒，1 天两次。

【注意事项】阴虚火旺所致的头痛眩晕、牙痛、咽痛等忌用。

3. 祛风剂

◆ 天麻头痛片

【药物组成】天麻、白芷、荆芥、川芎、当归、乳香（醋制）。

【功效】养血祛风，散寒止痛。有平肝潜阳的作用，临床可用于肝阳上亢所致的眩晕，伴有头胀痛、耳鸣等；原发性高血压见上述眩晕证候者。

【用法用量】口服，一次 4～6 片，1 天 3 次。

【注意事项】肝火上炎、脾胃虚弱者慎用。

◆ 通天口服液

【药物组成】川芎、天麻、羌活、白芷、赤芍、菊花、薄荷、防风、细辛、茶叶、甘草。

【功效】活血化瘀，祛风止痛。用于风阳上扰所致头晕目眩，呕吐，恶心，遇风尤甚者；原发性高血压见上述证候者。

【用法用量】一般首次服 10 毫升，每天 3 次，3 天为 1 个疗程；或遵医嘱。

【注意事项】肝火上炎者慎用。

◆ 清脑降压片（胶囊、颗粒）

【药物组成】黄芩、夏枯草、决明子、槐花、钩藤、磁石（煅）、珍珠母、牛膝、地黄、当归、丹参、地龙、水蛭。

【功效】平肝潜阳。用于肝阳上亢所致的眩晕、头痛、项强、血压偏高。

【用法用量】片剂，一次 4 ~ 6 片；开水冲服颗粒剂，每次 2 ~ 3 克；胶囊剂，每次 3 ~ 5 粒，均 1 天 3 次。

【注意事项】湿热内蕴，痰火壅盛者禁用。孕妇忌用。气血不足性头晕、头痛及有出血倾向者均慎用。

◆ 杜仲双降袋泡剂

【药物组成】杜仲叶、苦丁茶，每袋 3.5 克。

【功效】平肝清热。用于肝阳上亢所致的头痛、头晕；原发性高血压、高脂血症见上述证候者。

【用法用量】开水冲泡，1 次 1 袋，1 天 2 ~ 3 次。

◆ 复方羚羊降压片

【药物组成】羚羊角、夏枯草、黄芩、桑寄生。

【功效】平肝泄热。用于肝火上炎，肝阳上亢所致的头晕、头胀、头痛、耳鸣；高血压病见上述证候者。

【用法用量】口服，1 次 4 片，1 天 2 ~ 3 次。

◆ 安宫降压丸（胶囊）

【药物组成】牛黄、水牛角浓缩粉、天麻、黄连、黄芩、栀子、郁金、冰片、珍珠母、黄芪、党参、麦冬、白芍、五味子（炙）、川芎。

【功效】清热镇惊、平肝潜阳。用于肝阳上亢、肝火上炎所致的眩晕、头晕、目眩、心烦、目赤、口苦、耳鸣耳聋；原发性高血压见上述证候者。

【用法用量】口服蜜丸剂，1次1～2丸，每丸3克，1天2次。胶囊剂遵医嘱服用。

◆ 牛黄降压丸（胶囊）

【药物组成】人工牛黄、羚羊角、珍珠、冰片、水牛角浓缩粉、黄芩提取物、黄芪、党参、白芍、郁金、川芎、决明子、薄荷、甘松等。

【功效】清心化痰、平肝安神。用于心肝火旺、痰热壅盛所致的头晕目眩、头痛失眠、烦躁不安；高血压见上述证候者。

【用法用量】口服，小蜜丸每次20～40丸，或大蜜丸1～2丸（1.6～3.2克）；或胶囊剂2～4粒（每粒0.4克）。均1天1次。片剂遵医嘱。

◆ 复方罗布麻颗粒

【药物组成】罗布麻叶、菊花叶、山楂。

【功效】平肝泄热、镇静安神。用于肝阳上亢、肝火上攻所致的头晕、头胀、失眠；高血压病、神经衰弱见上述证候者。

【用法用量】开水冲服，一次冲服15～30克，1天2次。

◆ 降压平片

【药物组成】夏枯草、菊花、葛根、地龙、珍珠母、地黄、桑寄生、薄荷脑、黄芩、淡竹叶、芦丁等。

【功效】清热平肝潜阳。用于肝火上扰所致头晕、目眩、耳鸣、口苦口干；高血压见上述证候者。

【用法用量】口服，1次4片，1天3次。

◆ 清肝降压胶囊

【药物组成】何首乌（制）、桑寄生、夏枯草、槐花（炒）、小蓟、丹参、葛根、川牛膝、泽泻（盐炒）、远志（去心）。

【功效】清热平肝，补益肝肾。用于肝火上炎、肝肾阴虚所致的眩晕、头痛、面红目赤、急躁易怒、口干口苦、腰膝酸软、心悸不寐、耳鸣健忘、便秘溲黄、舌质红、苔薄黄、脉弦细；原发性高血压见上述证候者。

【用法用量】口服：1次3粒（每粒0.5克），1天3次；或遵医嘱。

◆ 醒脑降压丸

【药物组成】黄芩、栀子、郁金、玄精石、冰片、朱砂、珍珠母、辛夷、零陵香、雄黄等。

【功效】通窍醒脑，清心镇静。用于火热上扰阻窍所致的头晕头痛、言语不利、痰涎壅盛；高血压病见上述证候者。

【用法用量】口服，1次10～15粒（每10粒重2.2克），1天1～2次。

◆ 山菊降压片（山楂降压片）

【药物组成】山楂、决明子（炒）、菊花、夏枯草、泽泻（盐制）、小蓟等。

【功效】平肝潜阳。用于阴虚阳亢所致的头痛眩晕、耳鸣健忘、腰膝酸软、五心烦热、心悸失眠；高血压病见上述证候者。

【用法用量】口服，1次5片（每片0.3克），1天2次，或遵医嘱。

◆ 眩晕宁颗粒（片）

【药物组成】泽泻、菊花、陈皮、白术、茯苓、半夏（制）、女贞子、墨旱莲、牛膝、甘草。

【功效】利湿化痰，补益肝肾。用于痰湿中阻、肝肾不足所致的头晕目眩、胸脘痞闷、腰膝酸软；高血压病、梅尼埃病见上述证候者。

【用法用量】口服：1次4～6片（每片相当于总药材3克），1天3～4次。

4. 祛湿剂

◆ 龙胆泻肝丸（颗粒、口服液）

【药物组成】龙胆、黄芩、栀子（炒）、车前子（盐炒）、泽泻、木通、当归（酒炒）、地黄、柴胡、炙甘草等。

【功效】清肝胆，利湿热。用于肝胆湿热，头晕目眩，目赤，耳鸣耳聋，耳肿疼痛，胁痛口苦，尿赤涩痛，湿热带下；高血压、神经性头痛、顽固性偏头痛见上述证候者。

【用法用量】口服，水丸剂1次3～6克，或大蜜丸1次1～2丸（每丸6克），均1天2次。颗粒剂用温开水送服，1次4～8克，1天2次。口服液1次服10毫升，1天3次。

【注意事项】孕妇慎用；肾功能不全及无肝胆湿热者不宜服用。

◆ **心安宁片**

【药物组成】制何首乌、山楂、葛根、珍珠粉。

【功效】补肾宁心，活血通络，化浊降脂。临床用于肾虚血瘀，髓海不足，瘀阻脑络所致高血压，症见头晕，头痛，夜寐不宁，目涩，耳鸣，舌暗红，脉沉细；原发性高血压见上述证候者。现代药理毒理研究证明，本品有一定降血脂和抗凝血作用。

【用法用量】口服，1次4～5片，1天3次。

5. 化痰散结剂

◆ **夏枯草膏**

【药物组成】夏枯草。

【功效】清火，散结，消肿。用于火热内蕴所致的头痛、眩晕、瘰疬、瘿瘤、乳痈肿痛；甲状腺肿大、淋巴结核、乳腺增生、高血压病见上述证候者。

【用法用量】口服，1次9克，1天2次。

6. 理血剂

◆ **愈风宁心片（胶囊）**

【药物组成】葛根。

【功效】解痉止痛，增强脑及冠脉血流量。用于高血压引起的头晕、头痛、颈项疼痛，冠心病心绞痛，神经性头痛，早期突发性耳聋。现代药理毒理研究证明，葛根有效成分有抗心肌缺血、抗脑缺血等作用。

【用法用量】口服，片剂，1次5片，1天3次；胶囊剂，1次4

粒，1天3次。

◆ 心脉通片

【药物组成】当归、丹参、毛冬青、牛膝、三七、决明子、钩藤、夏枯草、槐花、葛根等。

【功效】活血化瘀，平肝通脉。用于瘀血阻滞，肝阳上亢所致眩晕，症见头痛、头晕、项强、胸闷；原发性高血压、高脂血症见上述证候者。

【用法用量】口服，1次4片，1天3次。

◆ 心可舒胶囊（片）

【药物组成】丹参、葛根、三七、山楂、木香等。

【功效】活血化瘀，行气止血。现代药理毒理研究证明，本品有一定的抗心肌缺血和降血压作用。临床用于血瘀引起的胸闷、心悸、头晕、头痛、颈项疼痛；冠心病心绞痛、高血脂、高血压、心律失常见上述证候者。

【用法用量】口服：胶囊剂，1次4粒；或片剂，1次4片，均1天3次，或遵医嘱。

◆ 益脑宁片

【药物组成】炙黄芪、党参、制何首乌、灵芝、女贞子、墨旱莲（旱莲草）、桑寄生、天麻、钩藤、丹参、赤芍、地龙、山楂、琥珀、麦芽等。

【功效】益气补肾，活血通脉；有抗脑缺血、抗血栓、降血脂、抗动脉粥样硬化等作用。用于肝肾不足、气虚血瘀所致的眩晕，症见眩晕、耳鸣、心烦少寐、心悸健忘、腰膝酸软、倦怠乏力、舌质紫暗等；高血压见上述证候者。

【用法用量】口服，1次4～5片，1天3次。

◆ 养血清脑颗粒

【药物组成】熟地黄、当归、钩藤、珍珠母、决明子、夏枯草、白芍、川芎、鸡血藤、延胡索、细辛等。

【功效】养血平肝，活血通络。适用于高血压血虚肝亢引起的头痛、眩晕、眼花、心烦易怒、失眠多梦等。

【用法用量】口服，1次1袋，1天3次。

7. 补益剂

◆ 龟鹿补肾丸

【药物组成】鹿角胶（炒）、龟甲胶（炒）、菟丝子（炒）、淫羊藿（蒸）、续断、锁阳（蒸）、狗脊（蒸）、熟地黄、制何首乌、覆盆子（蒸）、金樱子（蒸）、炙黄芪、山药（炒）、酸枣仁（炒）、陈皮（蒸）、炙甘草等。

【功效】补肾壮阳，益气血，壮筋骨。用于因肾阳虚衰，精血不足，脑窍失于温煦濡养所致的头晕目眩、精疲乏力、耳鸣、舌淡苔薄、脉沉迟或细等；高血压见上述证候者。

【用法用量】口服，水蜜丸1次4.5～9克；或大蜜丸1次6～12克；或胶囊剂2～4粒；或口服液10～20毫升，均1天2次。

◆ 健脑补肾丸

【药物组成】人参、鹿茸、杜仲（炭）、金牛草、狗鞭、川牛膝、山药、茯苓、白术（麸炒）、肉桂、桂枝、酸枣仁（炒）、远志（甘草水制）、龙骨（煅）、牡蛎（煅）、金樱子、砂仁、豆蔻、当归、白芍（酒炒）、金银花、连翘、牛蒡子（炒）、蝉脱、甘草等。

【功效】健脑补肾，益气健脾，安神定志。用于脾肾两虚、脑髓失养所致的头晕目眩，耳鸣腰酸，气短懒言，食少纳呆，舌淡苔薄，脉沉细；高血压、贫血见上述证候者。

【用法用量】口服，1次15粒，1天2次。淡盐水或温开水送服。

◆ 益龄精

【药物组成】制何首乌、桑椹、女贞子（酒蒸）、菟丝子（酒蒸）、金樱子、川牛膝（酒蒸）、豨莶草（蜜酒蒸）等。

【功效】滋补肝肾。用于肝肾亏虚所致的头晕目眩，耳鸣，心悸失眠，腰膝酸软；原发性高血压见上述证候者。

【用法用量】口服，1次10毫升（小瓶），1天2～3次。

◆ 归芍地黄丸

【药物组成】熟地黄、当归、白芍（酒炒）、山茱萸（制）、山药、茯苓、牡丹皮、泽泻等。

【功效】滋肝肾，补阴血，清虚热。用于肝肾不足，精血亏虚所致的眩晕，症见头晕眼花，腰膝酸软，耳鸣，耳聋，乏力；原发性高血压、神经衰弱见上述证候者。

【用法用量】口服，水蜜丸1次6克，或小蜜丸1次9克，大蜜丸1丸（9克），均1天2～3次。

◆ 杞菊地黄丸（片、口服液、胶囊）

【药物组成】熟地黄、山茱萸（制）、山药、枸杞子、菊花、茯苓、泽泻、牡丹皮等。

【功效】滋肾养肝；有降血脂、抗动脉粥样硬化、抗氧化和增强免疫的作用。用于肝肾阴亏，眩晕耳鸣，羞明畏光，迎风流泪，视物昏花；高血压见上述证候者。

【用法用量】口服，水蜜丸1次6克，或小蜜丸1次9克，大蜜丸1次1丸（9克）；片剂1次3～4片；口服液1次10毫升；胶囊剂1次5～6粒。均1天2～3次，或遵医嘱。

◆ 养阴降压胶囊

【药物组成】龟甲（沙烫）、白芍、天麻、钩藤、珍珠层粉、赭石（煅，醋淬）、夏枯草、槐花、牛黄、冰片、人参、五味子（醋炙）、大黄（酒炙）、石膏、吴茱萸（醋炙）、土木香等。

【功效】滋阴潜阳，平肝安神。用于肝肾阴虚，肝阳上亢所致的眩晕，症见头晕、头痛、颈项不适、目眩、耳鸣、烦躁易怒、失眠多梦；高血压病见上述证候者。

【用法用量】口服，1次4～6粒，1天2～3次。

◆ 首乌丸

【药物组成】制何首乌、桑椹、墨旱莲、女贞子（酒制）、黑芝麻、牛膝（酒炙）、菟丝子（酒蒸）、补骨脂（盐炒）、地黄、金樱子、豨莶草（制）、桑叶（制）、金银花（制）等。

【功效】补肝肾，强筋骨，乌须发。用于肝肾两虚所致的头晕眼花，耳鸣，腰酸，肢麻，须发早白，舌淡或红，脉沉细；高脂血症、高血压见上述证候者。

【用法用量】口服：1次6克，1天2次。

◆ 六味地黄胶囊（颗粒、片、软胶囊、丸）

【药物组成】熟地黄、山茱萸（制）、山药、泽泻、茯苓、牡丹皮等。

【功效】滋阴补肾；有增强免疫、降血糖、降血脂、抗肿瘤、增强机体非特异抵抗力等作用。用于因先天肾阴不足，或年老肾亏，或久病伤肾，或房劳精耗，以致脑髓空虚，而见头晕目眩，视物昏花，神疲乏力，腰酸腿软，耳鸣；高血压见上述证候者。

【用法用量】口服，胶囊剂 1 次 8 粒，颗粒剂 1 次 5 克，片剂 1 次 8 片，软胶囊 1 次 3 粒，水蜜丸 1 次 6 克，小蜜丸 1 次 9 克，大蜜丸 1 次 1 丸，浓缩丸 1 次 8 丸，均 1 天 2 ～ 3 次。

◆ 健延龄胶囊

【药物组成】熟地黄、何首乌（制）、黄芪、黄精、山药、西洋参、黑芝麻、芡实、天冬、龙骨、琥珀、黑豆、侧柏叶等。

【功效】补肾填精，益气养血。用于因先天禀赋不足，或大病久病尚未康复，或劳倦过度，以致肾虚精亏，气血不足而见神疲乏力，面色无华，头晕目眩，食欲减退，腰膝酸软；或清窍失养而见眩晕、健忘、耳鸣、失眠、面色无华等症；高血压、高脂血症见上述证候者。

【用法用量】口服，1 次 4 粒，1 天 2 次。疗程 8 周。或遵医嘱。

◆ 生血宝颗粒

【药物组成】制何首乌、黄芪、女贞子、桑椹、墨旱莲、白芍、狗脊等。

【功效】滋养肝肾，益气生血。用于因先天不足，或年老体亏，或久病伤身，或劳伤过度，以致肝肾不足，气血亏虚，清窍失养而见眩晕，面色无华，精神萎靡，腰膝酸软，食少；贫血、高血压见上述证候者。

【用法用量】开水冲服，1 次 8 克，1 天 2 ～ 3 次。

◆ 还精煎口服液

【药物组成】生地黄、熟地黄、何首乌、桑椹、女贞子、沙苑子、锁阳、钟乳石、菟丝子、牛膝、续断、白术（炒）、远志（炙）、石菖蒲、菊花、地骨皮、车前子、细辛等。

【功效】补肾填精，阴阳两补，益元强壮。用于肾虚所致眩晕，症见头晕、心悸、腰酸肢软；原发性高血压见上述证候者。

【用法用量】口服，1 次 10 毫升，1 天 2～3 次。

◆ 还少胶囊

【药物组成】熟地黄、山药（炒）、枸杞子、山茱萸、五味子、牛膝、楮实子、杜仲（盐制）、巴戟天（炒）、小茴香（盐制）、肉苁蓉、远志（甘草炙）、石菖蒲、茯苓、大枣（去核）等。

【功效】温肾补脾，养血益精。用于因脾肾亏损，精血不足，脑窍失养所致的头晕目眩，神疲，耳鸣，牙根酸痛，舌淡苔薄，脉沉细无力；高血压、贫血见上述证候者。

【用法用量】口服，1 次 5 粒，1 天 2～3 次。

8. 安神养血宁心剂

◆ 天王补心丸

【药物组成】地黄、天冬、麦冬、酸枣仁（炒）、柏子仁、当归、党参、五味子、茯苓、远志（制）、石菖蒲、玄参、丹参、朱砂、桔梗、甘草等。

【功效】滋阴养血，补心安神。用于因肾阴虚、心脏失养所致心悸，症见气短、舌红少苔、脉细数或结代；病毒性心肌炎、冠心病、原发性高血压、室性早搏等见上述证候者。

【用法用量】口服，水蜜丸 1 次 6 克，小蜜丸 1 次 9 克，大蜜丸 1 次 1 丸（9 克），浓缩丸 1 次 8 丸，1 天 3 次。

（七）应用中成药的注意事项

（1）饮食宜清淡、低盐、低脂；食勿过饱；忌食辛辣、油腻厚味。

（2）孕妇、哺乳期妇女应在医师、药师指导下服用。

高血压
家庭防治法

（3）忌浓茶，戒烟限酒，忌饮烈性酒，每天饮纯酒精量应控制在 25 克以下。

（4）保持心情舒畅，劳逸结合；忌过度思虑，避免恼怒、抑郁等不良情绪。

（5）血压明显升高，或用药后血压不降（或降压不明显）时，应配合其他降压药服用，或及时去医院诊疗。

（6）有出血倾向或伴有心、脑、肝、肾等疾病的患者应去正规医院诊疗。

第四章
饮食疗法

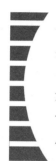

饮食疗法是利用饮食来治疗疾病的一种治疗方法，安全，有效，无任何副作用。早在两千多年前，我国第一部医学经典著作《黄帝内经》就精辟地指出，养生要旨之一是"饮食有节"。饮食疗法不仅可以防治疾病，而且可以增强体质，祛病强身。

一、高血压患者的饮食原则

（1）节制饮食

饮食安排应少量多餐，避免进餐过饱，减少甜食，将体重控制在正常范围内。对老年高血压病患者，应根据本人工作和生活情况按标准计算出摄入热量的值，在这个数值的基础之上再减少15% ～ 20%，就可以达到节制饮食的目标。

（2）避免"三高"饮食

避免进食高热量、高脂肪、高胆固醇的"三高"饮食。适当限制饮食中的蛋白质供应量，每天每千克体重蛋白质的供应量应在1克以内。可常吃豆腐及豆制品、豆芽、瘦肉、鱼、鸡等食物，若无高脂血症，每日可吃1个鸡蛋。

（3）食用油宜选择植物油

选择食用植物油，如豆油、菜籽油、玉米油等，这些植物油对预防高血压病及脑血管硬化、破裂有一定好处。荤油及油脂类食品要尽量少吃。

（4）饮食宜清淡

多吃维生素含量丰富及膳食纤维多的新鲜蔬菜与水果；平时饮茶宜清淡，忌浓茶、浓咖啡，少吃辛辣调味品。

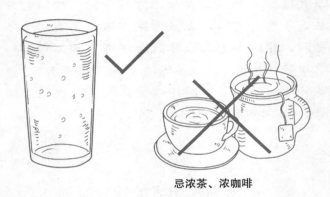

忌浓茶、浓咖啡

（5）忌烟限酒

高血压病患者戒烟可减少心脑血管并发症的危险因子；严格控制饮酒，如若少量饮用，日饮用量必须在 50 毫升以内，绝对禁止酗酒。

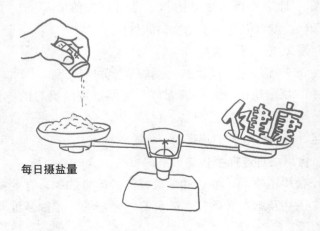

每日摄盐量

(6) 低盐

钠的过多摄入对老年人心血管和血液黏度尤为不利，对高血压病更是一个危险致病因子。一般成人每日摄盐量应限制在 6 克以内，不要超过此限值；老年人每日摄盐量应限制在 4 克左右，对降低和稳定血压大有益处。高血压病患者每日摄盐量应在 2 克以下。

(7) 补钙

高钙饮食是控制高血压病的有效措施之一。研究发现，高血压患者每日服 1000 毫克钙，连续服用 8 周后发现血压下降。因钙有"除钠"作用，可使血压保持稳定。高血压病患者每天应补充 1000 毫克钙，多吃富含钙的食品，如黄豆、核桃、牛奶、花生、鱼、虾、紫菜、蒜苗等。

(8) 补铁

研究发现，老年高血压患者的血浆铁低于正常，因此应多吃豌豆、木耳等富含铁的食物。补铁不但可以降血压，还可以预防老年人贫血。

(9) 多吃粗粮、杂粮

宜多吃粗粮、杂粮，如糙米、玉米等，少吃精制米、精制面粉；烹饪中宜选用红糖、蜜糖，少用或不用绵白糖、白砂糖。这样可以不断补充机体缺乏的铬，并改善和提高锌／镉比值，阻止动脉粥样硬化及减少镉的积聚，对高血压病的防治非常有益。

(10) 可常食用的食物

可选择能保护血管、心脏并有降压、降脂作用的食物。有降压作用的食物有芹菜、胡萝卜、荸荠、黄瓜、黑木耳、海带、香蕉、荠菜、洋葱、葱等；降脂食物有山楂、香菇、大蒜、洋葱、海鱼、绿豆、草决明子等。此外，草菇、香菇、平菇、黑木耳、银耳等蕈类食物营养丰富，味道鲜美，对防治高血压病、脑出血、脑血栓均有较好效果，可结合其他代谢情况选择食用。

（11）高血压患者禁忌的食物

所有过咸的食品及腌制品、皮蛋、含钠高的绿叶蔬菜等；烟、烈性酒、浓茶、咖啡以及辛辣的刺激性食品，均在禁忌之列。蛤贝类、虾米等海鲜应限量食用，各种富含饱和脂肪酸的食用动物油脂应每日控制在 10 ～ 15 克以下。

二、高血压合并糖尿病患者的饮食原则

高血压的合并症比较复杂，就饮食方面的调养而言，高血压合并糖尿病在这个方面显得尤为关键。根据近年来心血管病专家和营养学家的研究表明，高血压合并糖尿病患者必须努力在饮食方面做到低盐饮食、低热量饮食、低糖饮食、低脂饮食、高纤维饮食。

（1）低盐饮食

钠摄入量过多可导致水钠潴留，由此加重血管壁损害和血压升高，不利于糖尿病合并高血压的控制。按照现代医学观点，高血压合并糖尿病患者每日摄盐量应少于 5 克。

（2）低热量饮食

低热量饮食即控制每日总热量。一般情况下，中等体力劳动者的日需热量为 2400 ～ 2800 千卡，轻体力劳动者为 2200 ～ 2400 千卡。由于高血压合并糖尿病的患者多数为老年人，且活动量较小，属于轻体力劳动范畴，加之病情的需要，故将每日总热量控制在 2200 千卡之内较为适宜。由于热量主要来源于主食，故而患者必须注意限制每日主食的摄入量。医学专家的建议是少量多餐，尤其对那些消化功能差的患者有益，而且有利于降低血糖。

（3）低糖饮食

饮食中的糖为多糖，米、面和薯类中所含大都是糖类。营养学

家对高血压合并糖尿病患者建议是每日摄入糖类的比例应低于健康人，不要超过总热量的55%。如果这样做造成食量不足，可适当增加一些含糖少的谷类食物，如小米、玉米和其他杂粮，并在饭前吃点水果，吃饭时多吃一些新鲜蔬菜。

（4）低脂饮食

所谓低脂饮食，主要是指限制动物油脂摄入，患者要避免吃肥肉和动物内脏，以及含胆固醇高的蛋黄、鱼子等。脂肪过多可致血管壁的脂质沉积加速，促使动脉硬化，加大外周血管阻力，不利于病情控制。因此，高血压合并糖尿病患者要认真控制饮食中的脂肪摄入量，保持低脂饮食状态。由于植物油脂所含的成分主要是不饱和脂肪酸，对血管壁有保护作用，故可不必对植物油脂的摄入过度担心。

（5）高纤维饮食

食物中的可溶性植物纤维有利于改善血管壁的不良状态，植物纤维还可抑制脂肪吸收和利用，因此，患者需要增加含植物纤维多的新鲜蔬菜、水果、豆类、谷类等食物的摄入。从理论上讲，每日摄入 40 ～ 50 克植物纤维即有良好的作用，所以，患者每日摄入 400 ～ 500 克的新鲜蔬菜即可满足需要。

三、高血压合并心脏病患者的饮食原则

心脏病是引起高血压的一个重要原因，对于合并心脏病的高血压患者来说，合理的饮食至关重要。

（1）多吃新鲜的蔬菜和水果

可经常食用萝卜、甘蓝、黄瓜、芹菜、卷心菜以及其他对心血管有保护作用的绿叶蔬菜，因为新鲜的绿色蔬菜有利于心肌代谢，改善心肌功能和血液循环，促使胆固醇的排泄，防止高血压的

发展。

（2）低盐

食盐过多会加重病情，通常而言，高血压患者每天摄取盐量最好控制在 4 ～ 6 克以下。需要注意的是，在低盐饮食的同时，要增加钾的摄入，钾可以保护心肌细胞，所以可多吃含钾的食品，如苋菜、菠菜、油菜、番茄、苦瓜、山药等。

（3）多吃动物蛋白

动物蛋白能够改善血管弹性，营养丰富且利于吸收，如鱼、虾等动物蛋白可以去脂，防止动脉硬化，还可以抗血栓。但是要少吃鸡汤、肉汤类，因为肉汤中含大量氮浸出物，能够使体内尿酸增多，加重心、肝、肾的负担。

（4）控制胆固醇、脂肪酸的摄入

少吃油腻食品，特别是动物脂肪，限制食用各种动物内脏、肥肉、奶油、蛋黄、鱼子、鳝鱼、蟹黄等含胆固醇、脂肪酸较高的食物，可以适量食用花生油、玉米油等植物油。为了避免加重肾脏的负担，蛋白质摄入量也不要太多，通常每天每千克体重摄入优质蛋白质 1 克左右为宜。

四、高血压合并便秘患者的饮食原则

便秘可危害健康，高血压病患者合并便秘会更危险。因便秘者大便时如用力过猛，可引起血压骤升，而长期便秘会影响情绪，使人心烦意乱，导致血压升高。合并便秘的高血压患者的饮食因便秘类型而异。便秘分为三类，类型不同则饮食有别。

（1）结肠张力减退型便秘，食物应富含纤维

结肠张力减退型便秘即结肠运动迟缓乏力引起结肠性便秘，因此需要摄取能刺激结肠、促进结肠运动的食物，例如含纤维丰富的

蔬菜、水果等。生蔬菜、豆腐渣、谷物等的纤维含量较多，可多食用。

便秘的人通常体内水分不足，因此早餐前喝冷牛奶或凉开水有助排便。蜂蜜、麦芽糖、橘子、草莓等有使大便发酵变软的功效，也可多食用。酸奶、奶酪可增加结肠张力，因此是便秘者的理想食物，但不可一次食用过多，贵在坚持，最好每天食用。咖喱粉、胡椒、芥末等香料调味品都可刺激肠胃，促进排便，但不可食入过多，否则会加重胃的负担。

（2）结肠痉挛型便秘，应避免刺激性食物

精神紧张、精神压力大，都会引起大肠痉挛导致便秘。患上结肠痉挛型便秘后，吃进去的食物滞留肠中，不断堆积，引起腹部疼痛，时常出现便意，却解不出便，粪块积存在直肠，产生刺激，感到肚子像针扎般疼痛。

结肠痉挛型便秘患者的食物与张力减退型便秘患者的食物不同，结肠痉挛型便秘患者应选择能抑制肠的过敏性运动的食物——即易于消化的食物进食，同时，还要注意放松心情，消除紧张情绪。应该少吃或不吃冷的、油炸的或含纤维多的食物，啤酒、香辣调味品会刺激肠胃，加重便秘。为了利于消化，可将牛奶加热后再喝。

（3）直肠型便秘

有了便意却有意识地忍耐，造成习惯性忽视便意，久而久之，直肠对于粪便充盈的刺激丧失了敏感性，于是导致直肠型便秘。直肠型便秘患者在食物方面不必格外注意，关键在于重视便意。

五、原发性高血压患者的饮食原则

原发性高血压患者的病因不是很明确，但是控制饮食对高血压患者来说肯定是有益的。对于原发性高血压患者来说，应该注意以下饮食原则：

(1) 低盐

对于原发性高血压患者而言，最重要的就是控制食盐的摄入量。健康人摄入食盐的标准是每人每天摄入 6 克盐。不过，由于每个人的体质不一样，因此每天摄入食盐的数量应该遵照医生的指导意见。

(2) 节制饮食

原发性高血压患者应控制饮食，每餐以八分饱为宜。因为饮食过量会导致身体超重甚至肥胖，而肥胖将加重心脏的负担，从而引起血压升高。另一方面，进食过多，无论食物如何低盐淡味，摄入食盐的总量都会增加，导致盐量超过标准，使血压升高。

(3) 不要过量食用动物性脂肪、糖类

动物性脂肪及糖类含热量较高，而且也是引起动脉硬化的主要原因，因此原发性高血压患者应当适量摄入，切勿过量。

(4) 注重营养均衡

原发性高血压患者饮食应注意各类营养成分的均衡，维生素、钙、食物纤维的摄入特别容易出现不足，因此一定要注意补充。

六、更年期高血压患者的饮食原则

高血压病是更年期的常见多发病，患者除应积极进行药物治疗外，科学的膳食调理也非常重要。对于更年期高血压患者来说，应该注意以下饮食原则：

(1) 低盐

一般来说，轻度高血压患者，每人每天摄入食盐量应控制在 6 克以下；急性高血压病患者，食盐应严格控制在 1 ~ 2 克以下（折合成酱油为 5 ~ 10 毫升）。凡是含钠多的食物，包括咸菜、咸肉、腐乳等，应在限制之列。

（2）低胆固醇

高胆固醇食物有动物内脏、蛋黄、鱼子、各种动物油。含胆固醇低的食物有牛奶（每 100 克含 13 毫克）、各种淡水鱼（每 100 克含 90～103 毫克）。100 克猪肝含 368 毫克胆固醇，100 克鸡蛋含 680 毫克胆固醇。

（3）限制含糖高的食品

尤其是肥胖者或有肥胖倾向的高血压患者，要少吃甜蛋糕、甜饼、甜点心、糖果等。

（4）控制热量摄入，减少高脂肪饮食

对于所有高血压患者来说，如果膳食热量摄入过多，饱和脂肪和不饱和脂肪的比例失调，且饮食多钠、少钾、少钙以及单糖过多、纤维素太多，都对身体非常有害。因此，要减少饮食中脂肪的量，尤其是动物性脂肪，如肥肉、内脏等。

（5）多吃新鲜蔬菜

根据蔬菜上市情况，在低脂肪摄入的前提下，适当增加新鲜蔬菜的摄入量，如芹菜、豆角、黄瓜、番茄等，均对高血压病患者有益。

（6）严格控制烟、酒

吸烟有害健康，饮酒对高血压患者十分不利，尤其是过量饮酒。因此，更年期高血压病患者应严格控制烟酒，甚至禁烟禁酒。

七、高胆固醇的高血压患者的饮食原则

胆固醇高就是身体里的胆固醇含量过多，这就要求在饮食上要尽量少摄取胆固醇，多摄取维生素。

（1）膳食宜清淡

适当减少钠盐的摄入，忌食盐腌制品，每天摄入的盐量应在 5

克以下，可在菜肴烹调好后再放盐或酱油，以达到调味的目的。

（2）控制热量的摄入

多吃复合多糖类食物，如淀粉、面粉、玉米、小米、燕麦等含植物纤维较多的食物，这些食物能促进肠道蠕动，有利于胆固醇的排泄；少进食葡萄糖、果糖及蔗糖，这类糖属于单糖，易引起血脂异常。

（3）限制脂肪的摄入

限制动物脂肪的摄入，每天烹调用油应少于 25 克，宜采用植物油；每天摄入的胆固醇应限制在 300 毫克之内，少吃动物的血、皮、头、脚、内脏以及蛋黄等含胆固醇高的食物，可多吃水产品。海鱼因含有不饱和脂肪酸，能使胆固醇氧化，从而降低血浆胆固醇含量，还可延迟血小板的凝聚，抑制血栓形成，预防中风；海鱼还含有较多的亚油酸，对增加微血管的弹性、预防血管破裂、防止高血压并发症有一定作用。

（4）适量摄入蛋白质

高血压患者每天摄入蛋白质的量为每千克体重摄入 1 克蛋白质，每周吃 2 ～ 3 次鱼，以改善血管的弹性和通透性，增加尿钠排出，降低血压。平时还应多吃富含酪氨酸的食品，如酸奶、脱脂牛奶、豆腐、海鱼等。如果高血压合并肾功能不全，应限制蛋白质的摄入。

（5）少吃让神经系统兴奋的食品

烟酒、浓茶、咖啡等都是刺激性的食品，高血压患者应该少吃。烟会引起血管痉挛，直接损伤血管内壁，造成血管硬化；大量饮酒会诱发心绞痛与脑出血。一般来说，高血压患者喝低度白酒每天不宜超过 50 毫升，喝葡萄酒应控制在 100 ～ 150 毫升。

（6）多吃含钾、钙、镁丰富而含钠低的食物

多吃含钾丰富的食物，如芋头、茄子、莴笋、冬瓜、土豆等，钾可以促进胆固醇的排泄，增加血管弹性，并有利尿作用，有利于

改善心肌收缩能力。含钙丰富的食品如牛奶、酸奶、虾皮等，对心血管有保护作用。镁通过舒张血管能达到降压作用，应多吃含镁丰富的食物，如绿叶蔬菜、小米、荞麦皮、豆类及豆制品等。

八、常用的降压食物

（一）降压蔬菜

◆ 芹菜

芹菜味甘，性凉，无毒。芹菜茎叶中含芹菜苷、佛手苷内酯、挥发油、有机酸、胡萝卜素、维生素 C、糖类等，具有降低血压、镇静、利尿等作用，对高血压引起的头晕、头痛较为适用。常用鲜芹菜 250 克，洗净，用沸水烫 2 分钟，捞取后切细捣汁（或者鲜芹菜适量直接榨汁），每服 1 小杯，日服 2 次。

◆ 海菜

又名海青菜、苔条，味咸，性寒。全草含藻胶及较多的糖类、维生素和氨基酸，尤含多量无机盐。化湿清热，具有降低胆固醇的作用，降低血压作用明显。海菜 15 克，夏枯草 20 克，水煎服，每日 2 次，可持续应用一个时期。

◆ 莼菜

又称锦带，味甘，性寒，无毒。莼菜含有维生素 B_{12}、叶酸，富含蛋白质。具有平肝潜阳、解毒消瘀作用。临床实验显示，有降压与抗癌作用，能抑制部分未分化细胞的有丝分裂。鲜莼菜 50 克，加冰糖适量炖服，10 日为 1 个疗程，可连续服用。

◆ 荠菜

荠菜味甘，性平，无毒，全草富含 B 族维生素及维生素 C、胡萝卜素、烟酸、黄酮苷、蛋白质、脂肪、荠菜酸钾、胆碱、乙酰胆碱等；另含枸橼酸、脂肪酸、钙盐、钾盐、钠盐等；其籽含有脂肪油及微量荠子油、胆碱、苦杏仁酶等。另外，荠菜中除含有降低血压的有效成分外，还含有兴奋呼吸的成分。凡高血压、眼底出血患者，可用荠菜花 15 克，墨旱莲 12 克，水煎服，每日 3 次，连服 15 日为 1 个疗程，经测血压，如未降可继服 1 个疗程；若血压已有明显降低，可酌情减量，每日服 2 次。

◆ 木耳

木耳有黑、白木耳之分，均可入肴。其味甘，性平，无毒。黑木耳或白木耳，所含成分大致相同。含有蛋白质、脂肪、糖、钙、磷、胡萝卜素、核黄素、尼克酸等。干木耳还含磷脂、甾醇等。具有养胃益气、和中凉血、降压利尿及滋补强壮作用。常用黑木耳或白木耳 3 克，清水浸泡 1 夜，于饭锅上蒸 1～2 小时，加入少量冰糖，每日服食 1 次，10 日为 1 个疗程。可持续服用，无不良反应。

◆ 海藻

海藻味咸，性寒，无毒。含海藻酸、粗蛋白、甘露醇、钾、碘等。具有软坚、凉血、利尿的作用。常用海藻 100 克，煎水服用。亦可与紫菜、海带配伍服用。

◆ 番茄

番茄味酸、微甘，性平，无毒。果实富含蛋白质、脂肪、糖类、钙、磷、铁、烟酸、胡萝卜素，以及维生素 B_1、维生素 B_2、维生素 C 等。具有凉血平肝、清热解毒的作用。能降血压、降血脂，还可以抑制细菌的生长。可每日早晨空腹生食 1 个鲜番茄。

◆ 淡菜

淡菜味甘，性温，无毒。含蛋白质、脂肪、糖类、烟酸、维生素 A、B 族维生素，以及钙、铁等。具有补虚除热、降低血压及降血脂的功效。常用淡菜 15 克，焙干研细，用煮熟黑木耳 1 朵，蘸淡菜细末，每晚吃 1 次，连续 7 日为 1 个疗程。或用淡菜少许，配合荠菜或芹菜 15 ~ 30 克，每日煮汤喝，半个月为 1 个疗程，适宜高血压患者常食。

◆ 大蒜

大蒜含有很多香味浓烈的挥发油物质，含有大蒜新素、大蒜苷等成分，具有降血压的作用。特别是大蒜的挥发油等物质，有增强血清纤维蛋白溶解活性的作用，对心肌梗死患者有一定的治疗效果。专家建议，高血压患者每天早晨空腹吃 1 ~ 2 个糖醋蒜头，有稳定的降压效果。

◆ 洋葱

洋葱含有前列腺素，并含有能激活血溶纤维蛋白活性的成分。这些有效成分是较强的血管舒张剂，能减少外周血管和心脏冠状动脉的阻力，且能抵消体内的儿茶酚胺等升压物质的作用，同时还能促进钠盐的排泄。所以，洋葱是高血压患者的上好食物，也是上了年纪的人的保健佳蔬。

◆ 刺儿菜

刺儿菜又名刺菜、小蓟草，味甘，性凉，无毒。含挥发油、生物碱、树脂、菊糖、氰苷、皂苷等，具有明显而持久的降血压作用，并能止血、抗菌、恢复肝功能及促进肝脏细胞的再生。高血压患者,可取 10 克,水煎代茶饮用,10 日为 1 个疗程,可持续使用,中间需及时复测血压变化,以便达到安全使用之目的。

◆ 茼蒿

茼蒿味甘、辛,性平,含有挥发性精油和胆碱,具有降血压、补脑的作用。高血压患者,可取生茼蒿一把,洗净切碎捣烂挤出鲜汁(也可直接用榨汁器榨汁),用温开水冲服,每日 2 次,每次 1 小杯。

◆ 茄子

茄子味甘,性寒,有活血散瘀、消肿止痛、祛风通络、止血等功效。近来研究发现,茄子所含的生物类黄酮(维生素 P)具有降低毛细血管脆性、防止出血、降低血中胆固醇浓度和降血压作用。高血压、动脉硬化症、咯血、紫斑症患者,吃茄子有辅助治疗作用。

◆ 菠菜

菠菜味甘,性凉,无毒。全菜含蛋白质、脂肪、糖类、粗纤维、钙、磷、铁、胡萝卜素、硫胺素、尼克酸、维生素 C、草酸等。有利五脏、通血脉、下气调中、止渴、润肠等作用。适于慢性便秘、高血压、痔疮患者食用。高血压患者便秘、头痛、面赤、目眩者,可用新鲜菠菜置沸水中烫约 3 分钟,用香油拌食,每日 2 次,每日 250 ~ 300 克,每 10 日为 1 个疗程,可以连续食用。

◆ 马兰头

马兰头味甘,微寒,无毒。全草含蛋白质、维生素 C、有机酸等。具有清凉、去火、止血、抗菌、消炎的功效。高血压、眼底出血、眼球胀痛，用马兰头 30 克，生地黄 15 克，水煎服，每日 2 次，10 日为 1 个疗程。如无不适等不良反应出现，可持续服用一段时期，以观后效。

◆ 胡萝卜

胡萝卜中含槲皮素、山柰酚等物质。这类物质与生物类黄酮（维生素 P）的作用有关，具有促进维生素 C 的作用和改善微血管的功能，能增加冠状动脉血流量、降低血脂、促进肾上腺素合成，因而有降低血压、强心等效果。

◆ 白萝卜

白萝卜有稳定血压、软化血管、降低血脂的作用，可取新鲜白萝卜，洗净后榨取萝卜汁，每次服 50 毫升，每日 2 次，连饮 1 周，适宜高血压头晕患者饮用。

◆ 发菜

发菜含有多种人体必需氨基酸、不饱和脂肪酸、维生素和微量元素，对改善人体血液循环和器官功能有重要作用。因其具有补虚除热、降低血压、软化血管之功效，所以是高血压、动脉硬化患者的保健佳品。

◆ 青芦笋

芦笋中所含的有效成分，具有降低血压、加强心肌收缩、扩张血管和利尿作用，这对高血压及动脉硬化者尤为适宜。可将新鲜芦笋煮熟后捣烂成泥状，置冰箱内贮存，每天 2 次，每次 4 汤匙，加水稀释后冷饮或热饮。亦可将芦笋配入其他素菜炒食。

高血压
家庭防治法

◆ 茭白

新鲜茭白 30 ~ 60 克，与同等量旱芹菜煎水，适宜高血压患者常饮，有降压功效。

◆ 黄瓜

黄瓜含有较多的钾盐，有利尿和降血压作用，并能清热、解暑，尤其适宜高血压患者夏天服食，可切片煨汤，也可如常法素烧，还可洗净后生食，但高血压患者不宜多食腌制过咸的黄瓜酱菜。

◆ 海蜇

海蜇头 60 ~ 90 克，漂洗去咸味，与同等量荸荠一起煎汤喝。这对高血压伴有头昏脑涨、烦热口渴者最为适宜。《中华医学》杂志上也曾报道，临床上用此方法治疗各期高血压，疗效满意及好转者达 82.6%，可长期服用，无毒性和不良反应，对早期高血压效果更好。

◆ 紫菜

紫菜有降低血压、防止动脉硬化和脑出血的功效。最常见的食用方法是用紫菜煲汤喝。

◆ 香蕈

香蕈中含有一种核糖类物质，它可防止动脉硬化，降低血压，故适宜高血压患者经常食用。配合其他降血压食品，如芹菜、黑木耳、萝卜、番茄、芦笋等一同食用更好。

◆ 金针菇

金针菇是一种高钾低钠食品，适宜给高血压患者做汤或炒食，也可作火锅中的配料。还宜将金针菇洗净后置沸水中烫一下，捞起后细切，加入香油、调料、酱油拌匀作为冷盘食用。

◆ 草菇

可将草菇洗后清炒、单烩或做汤食用，尤其适宜高血压患者夏季暑热天气时服食，因为草菇属消暑佳蔬。

（二）降压水果

◆ 苹果

苹果能防止血液中胆固醇的增高，减少血液中的含糖量。高血压病、动脉硬化症、冠心病患者宜一年四季不间断地食用苹果，至少每天吃 1 ～ 2 个（中个的），持之以恒，必见效果。

◆ 西瓜

西瓜除不含脂肪外，它的汁液几乎包括了人体所需的各种营养成分。据近年来的研究证明，西瓜所含的糖、盐类和蛋白酶有治疗肾炎和降低血压的作用。西瓜子仁中也含有一种能降低血压的成分，取 9 ～ 15 克西瓜子仁生食或炒食，有降压作用。另外，西瓜皮（干品）13 克，草决明子 9 克，煎汤代茶饮，对高血压患者也有较好的防治效果。

◆ 山楂

山楂含糖类、维生素、胡萝卜素、脂肪、蛋白质、淀粉、苹果酸、枸橼酸、钙和铁等成分，特别是维生素 C 的含量丰富，比苹果、桃子、梨等还多。现代医学研究认为，山楂对心血管系统的疾病有医疗作用。国内外将山楂制成各种制剂，用于治疗高血压、冠心病、高脂血症都获得了明显效果。山楂对心血管系统有多方面的药理作用，能够扩张冠状动脉，舒张血管，增加冠脉血流量，改善心脏活力。山楂的降脂作用可清除脂质，改善血管粥样病变。可用鲜山楂10个，洗净后捣碎加冰糖适量，水煎服。

◆ 香蕉

香蕉性寒，味甘。其营养丰富，含有糖类和各种维生素、果胶、矿物质等。中医认为，香蕉具有止烦渴、润肺肠、通血脉、填精髓的功效。有降血压的作用，高血压患者常食之有益。常用的方法有：①香蕉，日食3次，每次1～2根，连续吃1个月；②香蕉果柄25克，白菜根1个，水煎加冰糖服；③香蕉皮或果柄30～60克煎汤服。

◆ 大枣

大枣含有丰富的维生素C，近年来还发现大枣含有治疗高血压的有效成分维生素P，并有保护肝脏、补血安神的功效。患高血压和慢性胃炎的中老年人，经常吃些大枣，也是一种很好的食疗方法。

◆ 柿子

柿子味甘、涩，性寒，有清热去烦、止渴生津、健脾等功效，同时也能降低血压。实验证实，柿汁所含鞣酸成分及柿叶中提取的黄酮苷能降低血压，并能增加冠状动脉的血流量，从而有利于心肌的正常活动。

对于高血压和冠心病患者，可以取柿子榨汁，以牛奶或米汤调服，酌加适量冰糖，每服半茶杯，可作为防治卒中急用品。平时可取柿饼加适量水煮烂，当点心吃，每日2次，每次50～80克，常服有效。另外，用柿叶泡开水当茶饮，能促进机体新陈代谢，稳定和降低血压，增加冠状动脉血流量，对高血压和冠心病患者也有好处。

◆ 金橘

金橘含大量维生素 C，还含有挥发油等成分，油中成分为枸橼醛、橙皮苷等，可降低毛细血管的脆性，可治疗中老年常见病，如高血压病、冠心病、脂肪肝等。

◆ 葡萄

可以经常食用成熟的新鲜葡萄或葡萄干，因葡萄含钾盐较多而含钠量较低，这对高血压患者颇为适宜。

九、食疗方

（一）粥类

◆ 紫皮大蒜糯米粥

【原料】紫皮大蒜 40 克，糯米 120 克。

【制作】先将大蒜去皮，切碎，剁成糜糊状，备用。再将糯米洗净，放入砂锅内，加水适量，煮成稀粥。待粥将熟时，放入大蒜糊，再用文火煮沸 3～5 分钟即可食用。

【用法】早、晚餐温热食用。

【功效】滋阴补虚，行滞降压。

◆ 冬瓜大米粥

【原料】冬瓜 500 克，粳米 120 克。

【制作】先将冬瓜洗净，去皮及子，然后切成小方块，再与洗干净的粳米一起放入砂锅内，用文火煮粥。待粥将熟时，再加入葱花、生姜末及适量食盐调味，再煮数分钟后即可。

【用法】早、晚餐温热食用。

【功效】清热解毒，利尿降压。

◆ 菠菜粥

【原料】新鲜菠菜适量，粳米 120 克。

【制作】先将菠菜洗净，放入沸水中，略烫数分钟，捞出后切细，与粳米煮粥。

【用法】供早、晚餐温热食用。

【功效】滋阴润燥，润肠通便，止血；降压。

◆ 绿豆粥

【原料】绿豆 60 克，粳米 100 克。

【制作】将绿豆洗净，用温水浸泡 1 小时，放入砂锅，加水适量，煮沸后，改小火煨 30 分钟，加入淘净的粳米，煨煮成稠粥。

【用法】早晚 2 次分服。

【功效】清热解暑，利尿消肿，明目降压。

◆ 槐花粥

【原料】槐花 50 克，小米 60 克，粳米 100 克。

【制作】先将槐花拣净，备用。再将小米淘洗后，放入砂锅，先用旺火煮沸，拌入淘净的粳米，再改用文火煨煮成稠粥；待粥将成时，加入槐花，拌匀，继续煨煮至沸即成。

【用法】早、晚餐分别食用。

【功效】滋阴补虚，平肝降压。

◆ 豌豆红枣糯米粥

【原料】豌豆 60 克，红枣 15 枚，糯米 120 克。

【制作】先将豌豆、红枣洗净后放入温开水中浸泡半小时，再与淘洗干净的糯米一起放入砂锅中，加水适量，用文火煨煮 1 个小时，待豌豆、糯米熟烂呈开花状即可。

【用法】早、晚餐分别食用。

【功效】生津补虚，利湿降压。

◆ 白萝卜粥

【原料】新鲜白萝卜 150 克，粳米 120 克。

【制作】先将白萝卜洗净，切成小块备用。再将粳米洗净，置于砂锅内加水大约 800 毫升，如常法煮粥，煮至米烂，粥快熟时加入备好的白萝卜块，再煮 5 ~ 10 分钟即可。

【用法】早、晚餐温热食用。

【功效】消食化痰，降气行滞。

◆ 绿豆黑木耳粥

【原料】黑木耳 30 克，绿豆 150 克，粳米 100 克，红糖 15 克。

【制作】先将黑木耳用温水泡发，去蒂、洗净后切成碎末，备用；再将绿豆淘净后入砂锅，加水煨煮，至绿豆酥烂时再加入淘净的粳米，继续煨煮，待米烂熟后再加入黑木耳碎末和红糖，煮沸即可。

【用法】早、晚餐温热食用。

【功效】活血降压，益气除烦。

◆ 紫菜绿豆粥

【原料】紫菜 10 克，干绿豆 50 克，大米 100 克。

【制作】将紫菜泡软，绿豆、大米淘洗干净，之后一同放入砂锅中，加入清水适量，共煮成粥即可。

【用法】每日 2 次，分早、晚温热服食。

【功效】清热化痰，利水降压。

◆ 芹菜粥

【原料】新鲜芹菜 60 克，大米 100 克。

【制作】将芹菜洗净切碎，与淘洗干净的大米一同放入砂锅中，再加入适量清水，共煮成粥。

【用法】每日 2 次，分早、晚温热服食。

【功效】清热利湿，平肝降压，固肾利尿。

◆ 菊苗粥

【原料】新鲜菊花嫩芽或幼苗 70 克，大米 100 克，冰糖适量。

【制作】将菊苗洗净切细，水煎取汁，之后将药汁与淘洗干净的大米、冰糖一同放入砂锅中，再加清水适量，煮成稀粥即可。

【用法】每日 2 次，分早、晚温热服食。

【功效】清肝火，降血压。

◆ 冬瓜赤小豆粥

【原料】冬瓜 500 克，赤小豆 100 克，藕粉 30 克，红糖 20 克。

【制作】先将冬瓜洗净，去除外皮及子，切碎，放入家用榨汁机中搅打成糜糊状，放在碗中，备用。然后将赤小豆淘净，放入砂锅中，加水适量，用中火煨煮至熟烂，加入红糖拌匀，再加入冬瓜糜糊，用文火煨煮至熟烂，再调入搅匀的湿藕粉，边煨边拌成羹即可。

【用法】早、晚餐分别食用。

【功效】补虚降压，利尿化痰。

◆ 荠菜豆粉粥

【原料】新鲜荠菜 250 克，豆粉 50 克，米粉 30 克，蜂蜜 20 克。

【原料】先将新鲜荠菜去根后洗净，入沸水锅中汆 1 ~ 2 分钟，取出沥水，切碎成细末状，拌入少许植物油及生姜末，调和均匀，置碗中备用。将锅置火上，加水用旺火煮沸，缓缓调入豆粉和米粉，至黏稠时，加入荠菜细末，边搅拌边煮熬，待粥将成时停火，兑入蜂蜜，和匀即成。

【用法】早、晚餐分别食用。

【功效】滋补肝肾，利水降压。

◆ 紫菜豌豆粥

【原料】紫菜 60 克，豌豆 300 克，淀粉、红糖各适量。

【制作】先将豌豆洗净，烘干后磨成细粉，再将紫菜用水漂洗干净，备用。在砂锅中加水适量，先用旺火烧沸后再加入豌豆粉，煨煮 15 分钟后，再加入紫菜及适量湿淀粉，边煨边搅，加少量红糖，拌匀后即可。

【用法】早、晚餐分别食用。

【功效】和中下气，降压降脂。

◆ 橘皮山楂桂花粥

【原料】新鲜橘皮 30 克，生山楂 60 克，桂花 2 克，白糖 12 克。

【制作】先将新鲜橘皮反复洗净，切成豌豆样小方丁；再将山楂去核，洗净，切片。将桂花洗净，与橘皮丁、山楂片一起放入砂锅中，加水适量，先用旺火煮沸后，再改用文火煨煮30分钟，调入白糖，拌匀即成。

【用法】当点心，早、晚分2次服用。

【功效】活血化瘀，祛湿降压。

◆ 银耳山药粥

【原料】银耳30克，山药120克，白糖15克，蜂蜜15克。

【制作】先将银耳用凉水泡发，涨发后去蒂、洗净、撕开，备用。再将山药洗净，刮去外皮，切成1厘米见方的小丁，与银耳一起放入砂锅中，加水适量，先用旺火煮沸后，再改用文火煨煮至黏稠状，加白糖，拌匀，离火，稍凉后兑入蜂蜜即成。

【用法】早、晚餐分别食用。

【功效】滋阴益精，和血降压。

◆ 山药绿豆粥

【原料】山药120克，绿豆60克，蜂蜜30克。

【制作】先将山药洗净，刮去外皮，切碎，捣烂成糊状，备用。再将绿豆淘净后放入砂锅，加水适量，用中火煮沸后再改用文火煨煮至熟烂呈开花状，再调入山药糊，继续煨煮10分钟，离火后兑入蜂蜜，拌和成粥即可。

【用法】早、晚餐分别食用。

【功效】清热解毒，益气降压。

◆ 芦笋荸荠藕粉粥

【原料】新鲜芦笋 120 克，荸荠 100 克，藕粉 60 克。

【制作】先将芦笋洗净，切碎成细粒状，备用。再将荸荠洗净，除去外皮，切碎成细粒状，放入砂锅中，加水适量，煨煮 15 分钟，加入芦笋细粒，拌匀，再用文火煨煮至沸，调入湿藕粉，搅拌成羹即成。

【用法】早、晚餐分别食用。

【功效】平肝降压，化痰泻浊。

（二）菜肴类

◆ 核桃仁拌菠菜

【原料】新鲜菠菜 250 克，核桃仁 50 克，麻油 30 克，食盐适量。

【制作】将核桃仁用开水泡后剥去外皮，用开水再泡 5 分钟取出；将菠菜去老叶及根，洗净切段，放沸水中烫 2 分钟，捞出，放小盆中加入处理好的核桃仁、麻油、盐，拌匀即成。

【功效】滋阴清热，平肝息风。

◆ 核桃仁拌芹菜

【原料】核桃仁 50 克，芹菜 300 克，食盐 2 克，香油 5 克。

【制作】先将芹菜洗净切成丝，用沸水焯片刻，再用凉水冲一下，沥干后加食盐、香油入盘备用。将核桃仁用开水泡后剥去外皮，用开水再泡 5 分钟后取出放在芹菜上，吃时拌匀。

【功效】润肠通便、降脂降压。

◆ 海带爆木耳

【原料】水发黑木耳 250 克，水发海带 100 克，蒜 1 瓣，调料适量。

【制作】将海带、黑木耳洗净，各切丝备用。菜油烧热，爆香蒜、葱花，倒入海带、木耳丝，急速翻炒，加入酱油、食盐、白糖，淋上香油即可。

【功效】安神降压，活血化瘀。

◆ 麻油芹菠菜

【原料】新鲜菠菜和芹菜各 250 克，麻油 30 克，食盐各适量。

【制作】将菠菜、芹菜去老叶及根，洗净切段，放沸水中烫 2 分钟，捞出，放小盆中，加入麻油、盐，拌匀即成。

【功效】滋阴清热，平肝息风。

◆ 菊花肉片

【原料】瘦猪肉 500 ~ 600 克，鲜菊花瓣 100 克，鸡蛋 3 枚，食盐、料酒适量。

【制作】轻轻洗净菊花瓣，猪肉洗净切成片。将鸡蛋打入碗中，加入料酒、食盐、淀粉调成糊状物，投入肉片拌匀备用。将肉片入油锅炸熟。锅内留油少许，投入葱、姜拌炒片刻，加入熟肉片、清汤、菊花瓣翻炒均匀即成。

【功效】祛风清湿，平肝明目。

◆ 山楂肉丁

【原料】猪后腿肉 250 克，鲜山楂 10 个，酱油、白糖、料酒、食盐、葱、姜、淀粉等各适量。

【制作】先将肉切成小方丁，刀背轻拍，拌黄酒、食盐、湿淀粉，再撒上干淀粉备用。油烧到六成热时爆香姜末，再将肉一块一块炸一下，捞起沥油。然后再将油烧热，再将肉丁略炸捞起。等油温八成热时，再炸至脆备用。然后山楂去核，加少许水煮烂，压泥，再倒入余油中翻炒，加少许酱油、白糖，等到非常稠厚时倒入肉丁，翻炒均匀即可。

【功效】散瘀活血，消积化滞，降胆固醇。

◆ 芹菜炒肉片

【原料】瘦猪肉 90 克，芹菜 250 克，生姜 3 片，淀粉适量，调料适量。

【制作】先将瘦猪肉洗净切丝，加入少许湿生粉、生抽、白糖、花生油、食盐等拌匀，腌好备用。芹菜去根，洗净，切段。起油锅，下姜片炒香，倒入肉丝炒至刚熟，取出。再另起油锅炒芹菜，放盐，等芹菜炒熟再加入肉丝烩匀，调入白糖即成。

【功效】清热平肝，芳香健胃。

◆ 菠菜炒生鱼片

【原料】生鱼片 180 克，菠菜 250 克，蒜茸、姜花、葱段各少许。

【制作】菠菜去根，洗净，略切几段，放入开水中焯过，捞起滤去水分。生鱼片用少许食盐拌匀。起油锅，下蒜茸、姜花、葱段炒香，下生鱼片，洒入绍兴酒，略炒，再放入菠菜，调味、勾芡即成。

【功效】滋养肝阴，清热滑肠。

◆ 炒洋葱丝

【原料】洋葱 200 克。

【制作】将洋葱洗净，切成细丝，备用。锅置火上，加植物油用大火烧至八成热，放入洋葱丝翻炒，加酱油、醋、食盐、白糖等调料各少许，拌炒均匀即成。

【用法】佐餐当菜，随意食用。

【功效】降压降脂，行气活血，助消化。

◆ 芹菜炒香干

【原料】新鲜旱芹菜200克，香干50克。

【制作】将芹菜拣杂后洗净，切成段，用沸水焯一下；香干洗净，切成丝。锅中加植物油，大火熬热，先煸炒芹菜，再加香干丝，加酱油、食盐各适量，快炒片刻即成。

【用法】佐餐当菜，随意服食。

【功效】清热利湿，平肝降压。

◆ 大蒜腐竹焖甲鱼

【原料】甲鱼500克，大蒜90克，腐竹60克，生姜4片，葱花少许。

【制作】将甲鱼活宰，去肠脏，切块，用开水焯去血腥，捞起滤干水分。腐竹用清水浸软，切段。大蒜去衣洗净切段。起油锅，下姜、葱炒香，放入甲鱼、大蒜炒至微黄，洒少许酒，放入瓦锅内焖至甲鱼肉熟，勾芡、下葱花调匀即可。

【功效】滋养肝肾，健胃化滞。

◆ 多彩银鱼

【原料】银鱼350克，胡萝卜30克，芹菜梗30克，水发冬菇30克，冬笋30克，鸡蛋1个，淀粉适量。

【制作】将银鱼择洗干净，放入碗中，加绍酒、淀粉、鸡蛋清，拌匀浆好。将胡萝卜、冬菇、冬笋分别洗净，切丝，芹菜梗切成段。锅置火上，加植物油用大火烧至六成热时，将银鱼投入锅中，急炒划开后，捞出控净油。原锅留底油烧热，放入葱花、姜末熘炒，加胡萝卜、芹菜、冬菇、冬笋，翻炒片刻，加银鱼、清汤、食盐，不断翻炒出香，用湿淀粉勾薄芡即成。

【用法】佐餐当菜，随意食用，当日吃完。

【功效】滋补肝肾，补钙降压。

◆ 芝麻熘带鱼

【原料】带鱼 300 克，熟芝麻末 20 克。

【制作】将带鱼拣杂，清水中漂洗干净（勿弃表面银白色油层），切成斜方块，放入烧至七成热的油锅中，炸至呈金黄色时捞出，装盘。锅留底油，加入少许水，加番茄酱适量，调匀，煮沸后，加食盐，并用湿淀粉勾芡，用手勺不断搅动，使汁不粘锅，撒上熟芝麻末，浇淋在带鱼上即成。

【用法】佐餐当菜，随意食用。

【功效】滋养肝肾，降脂降压。

◆ 莼菜鲤鱼

【原料】莼菜 200 克，鲤鱼 1 条（重约 500 克），绍酒、葱段、姜片、红糖各适量。

【制作】将采收的鲜嫩莼菜用清水轻轻漂洗，捞出后入沸水锅中焯一下，捞入碗中。鲤鱼去鳞、鳃及内脏，洗净后入砂锅，先以大火煮沸，撇去浮沫，加绍酒、葱段、姜片、红糖、植物油，改用小火煮至鲤鱼熟烂，加焯过的莼菜，再加食盐、五香粉，拌匀，煮至沸即成。

【用法】佐餐当菜，随意服食。

【功效】清热泻火，消肿降压。

◆ 洋葱炒牛肉丝

【原料】洋葱 150 克，牛肉 100 克，葱花、姜末、绍酒、红糖各适量。

【制作】将洋葱与牛肉洗净，分别切成细丝，牛肉丝用湿芡粉抓芡，备用。锅中加植物油，大火烧至七成热时，加葱花、姜末煸炒出香，加牛肉丝、绍酒，熘炒至九成熟，加洋葱丝，再同炒片刻，加食盐、酱油、红糖，炒匀即成。

【用法】佐餐当菜，随意服食。

【功效】降压降脂，益气增力。

◆ 蘑菇烧冬瓜

【原料】冬瓜 500 克，蘑菇 100 克，淀粉、香菜各适量。

【制作】将冬瓜洗净，去皮切成块状，放入烧热的油锅中煸炒，然后加入洗净的鲜蘑菇及豆油、汤料适量，煮至冬瓜熟烂，加食盐少许，用水淀粉勾芡，撒上香菜段即成。

【用法】佐餐当菜，随意服食。

【功效】益气减肥，化痰泄浊，降血压。

◆ 大蒜烧茄子

【原料】大蒜 50 克，茄子 500 克，食盐 3 克，白糖 5 克，酱油 12 毫升，生姜 10 克，大葱白 12 克，干淀粉 12 克，植物油 50 毫升，清汤 250 毫升。

【做法】先将新鲜茄子切去蒂儿，用清水洗净，切成块状，备用；

再将生姜切成生姜末，把大葱白切成葱花，备用；把大蒜去掉表皮，洗净，切成两瓣备用。将炒锅置于炉上用旺火烧热后，倒入植物油，待油烧至六成热时，放入备好的茄子煸炒，再放入生姜末、大蒜瓣一起炒，将茄子炒酥后，放入酱油、食盐、清汤，烧沸后，用文火焖15分钟，翻匀，撒入葱花，加入白糖、湿淀粉、水勾芡，收汁调匀，即可。

【用法】佐餐当菜，随意服食。

【功效】解邪毒，暖脾胃，降血压。

◆ 凉拌苦瓜

【原料】新鲜苦瓜 250 克，葱花、姜末、食盐、白糖、酱油、麻油各适量。

【制作】将采摘的新鲜苦瓜洗净，去籽，用开水浸泡 3 分钟，切成细丝，拌入适量葱花、姜末、食盐、白糖、酱油、麻油，调和均匀即成。

【用法】当冷盘小菜，随餐食用。

【功效】清肝泻火，降血压。

◆ 豆腐皮炒海带

【原料】豆腐皮 300 克，海带 50 克，葱花、姜末、绍酒、麻油、清汤各适量。

【制作】将海带放入温水中浸泡 13 小时，洗净后切成丝；豆腐皮洗净，切细丝，亦可以腐竹替代。炒锅中加植物油，大火烧至七成热，加葱花、姜末炝锅，加豆腐皮丝、海带丝及清汤、绍酒、食盐，大火翻炒片刻，装盘后淋入麻油，拌匀即成。

【用法】佐餐当菜，随意服食。

【功效】滋养肝肾，泄浊降压。

◆ 西芹炒虾仁

【原料】西芹 100 克，淡菜 50 克，核桃仁 50 克，虾仁 100 克，葱花、姜末、绍酒、鸡汤各适量。

【制作】将西芹洗净，切成 3 厘米长的段；淡菜放入温水中浸泡 1 小时，洗净；核桃仁、虾仁用清水洗净，备用。炒锅置火上，加植物油，大火烧至六成热时，加核桃仁炸香，捞出沥干油待用；锅留底油，加葱花、姜末，煸炒出香，加虾仁、绍酒，大火熘炒片刻，盛入碗中待用；炒锅洗净，置火上，加植物油烧至六成热时，加淡菜翻炒片刻，加鸡汤适量，改用小火煨煮 10 分钟，待呈乳白色汤汁时，加核桃仁、虾仁、西芹，不断翻炒出香，加食盐少许，炒匀即成。

【用法】佐餐当菜，随意服食。

【功效】滋阴补阳，泄痰浊，降血压。

◆ 什锦蘑菇

【原料】鲜蘑菇 30 克，香菇 20 克，荸荠 50 克，胡萝卜 100 克，冬笋 50 克，腐竹 50 克，黄瓜 100 克，黑木耳 20 克，鸡汤 500 毫升，麻油、绍酒、葱花、姜末、湿淀粉各适量。

【制作】鲜蘑菇、香菇洗净，荸荠切成圆片；冬笋、胡萝卜、黄瓜分别洗净，切成片；腐竹用沸水浸泡后，切成小段，黑木耳泡发后，洗净备用。炒锅内加入鸡汤，将以上备好的料放入，加绍酒，大火烧沸后，撇去浮沫，改用小火，煨至入味后，加食盐、葱花、姜末等，拌和均匀，收汁，以湿淀粉勾薄芡，淋入麻油即成。

【用法】佐餐当菜，随意服食，当日吃完。

【功效】清肝降火，滋补肝肾，降血压。

◆ 苦瓜凉拌西红柿

【原料】新鲜苦瓜 150 克,新鲜西红柿 250 克,葱花、姜末、香油、酱油各适量。

【制作】先将新鲜苦瓜洗净,去子,用沸水浸泡 3 分钟后切成细丝,备用。再将西红柿洗净去皮,切成小片,与苦瓜丝一起放入盘中,拌入适量的葱花、生姜末、食盐,香油、酱油调和均匀即可。

【用法】佐餐食用。

【功效】清肝泻火,降低血压。

◆ 凉拌芹菜

【原料】鲜嫩芹菜 500 克,酱油、香醋、食盐、香油各适量。

【制作】将新鲜嫩芹菜洗净,去掉根、叶,切成 2 厘米长的小段,备用。将炒锅置火上,加水烧沸后放入备好的芹菜段,烫熟捞出,投入备好的凉开水中,捞出沥干,放入盆中,加入适量的食盐、酱油、香醋、香油,调拌均匀后即可。

【用法】当菜佐餐,随意食用。

【功效】平肝降压,降脂通便。

◆ 海蜇皮凉拌芹菜

【原料】新鲜芹菜 350 克,水发海蜇皮 100 克,新鲜虾皮 15 克,白糖、醋、食盐各适量。

【制作】先将新鲜芹菜去掉老叶,除去粗筋和根,洗净后切成 2 厘米长的段,在沸水中稍余,捞出沥干水分,备用;将虾皮用水洗净,除去杂质,用水泡好后放入沸水中煮 5 分钟捞出,沥干水分,备用。

将泡发好海蜇皮切成细丝，备用。将备好的芹菜，虾皮、海蜇皮一起放在盘中搅拌均匀，然后放入适量的食盐、白糖、醋拌匀调味后即可。

【用法】当菜佐餐，当日吃完。

【功效】化痰软坚，降压醒脑。

◆ 香油拌菠菜

【原料】新鲜菠菜 350 克，大葱白 15 克，香油、香醋、食盐各适量。

【做法】先将新鲜菠菜去根，洗净后切段，放入沸水中焯熟，捞出沥干，装盐备用；将大葱白 15 克，切成葱花备用。将香油置于铁锅内烧热，浇在备好的菠菜段上，再放入备好的香醋、食盐各适量，调拌均匀即可。

【用法】佐餐食用。

【功效】清热养肝，润肠通便。

◆ 香菇烧菜花

【原料】菜花 250 克，香菇 30 克，鸡汤 250 克，淀粉 10 克，食盐 5 克，葱、姜适量，鸡油 10 毫升，花生油 10 毫升。

【制作】先将菜花洗净，掰成小块，用沸水焯透，将香菇洗净，备用。将花生油烧热后放入葱、姜煸出香味，再放入盐、鸡汤，烧沸后将姜、葱捞出，再将菜花放入锅内，用微火稍煮入味后，淋入淀粉，鸡油，翻匀即成。

【用法】佐餐食用。

【功效】益气健胃，降血脂，降血压。

◆ 芦笋炒冬瓜

【原料】冬瓜 350 克，新鲜芦笋 250 克，食盐、精制植物油、湿淀粉、鲜汤各适量。

【制作】先将冬瓜洗净，削皮，去子，切成片，放入沸水锅中略焯，捞出沥干备用。再将新鲜芦笋洗净，切片，备用。将炒锅置于火上，待锅烧热后，放入适量植物油，待油烧至六成热时，放入备好的冬瓜片、芦笋片，煸炒，再放入鲜汤、食盐，用武火烧沸后，再改为文火烧至菜熟透，并且用湿淀粉勾芡，即可出锅装盘食用。

【功效】清热利水，降压减肥。

◆ 玉米须煲蚌肉

【原料】玉米须 30 ~ 60 克，蚌肉 120 ~ 200 克。

【制作】先将玉米须洗净，再将蚌肉洗净，切成小块，一起放入砂锅中，加水适量，用文火煮至蚌肉熟烂即成。

【用法】当菜佐餐，随意食用。

【功效】滋补肝肾，利水降压。

◆ 石决明煲牡蛎肉

【原料】石决明 30 克，牡蛎肉 180 克，料酒、葱花、姜末、食盐各适量。

【制作】先将石决明敲碎，洗净，放入多层纱布袋中，扎紧袋口，备用。再将牡蛎肉洗净，切成片，与药袋一起放入砂锅中，加水适量，先用旺火煮沸，再加入料酒、葱花、生姜末，然后再改用文火煨煲 1 小时，待牡蛎肉熟烂，取出药袋，加适量食盐调味即成。

【用法】当汤佐餐，随意食用。

【功效】平肝潜阳，降火降压。

（三）汤类

◆ 牡蛎香菇汤

【原料】鲜牡蛎肉 60 克，鲜香菇 30 克，植物油、葱花、姜末、绍酒、食盐各适量。

【制作】将鲜牡蛎肉洗净，切片；香菇洗净后，撕成条状，备用。锅置火上，加植物油烧至五成热时，加葱花、生姜末煸炒出香，加清水适量，用大火煮沸，同时加入牡蛎片、香菇条，改用小火煨炖30 分钟，加绍酒、食盐，再煮至沸即成。

【用法】佐餐当菜，随意服食。

【功效】滋肾养肝，息风降压。

◆ 茭白芹菜汤

【原料】茭白 30 克，芹菜 50 克。

【制作】将茭白洗净，与洗净切条的芹菜一同放入砂锅中，加入清水适量，共煮成汤。

【用法】每日 2 ~ 3 次，吃茭白、芹菜，并喝汤。

【功效】清热除烦，平肝降压。

◆ 苦瓜荠菜瘦肉汤

【原料】鲜苦瓜 250 克，荠菜 60 克，瘦猪肉 120 克，食盐适量。

【制作】将瘦猪肉洗净，切片，用盐腌好。鲜苦瓜去瓤，洗净，切片，用盐腌好。先将荠菜放入砂锅内，加清水适量，文火煮半小时，去渣，再加入苦瓜煮熟，然后下猪肉片，煮 5 分钟至肉刚熟，调味即成。

【用法】早晚 2 次分服。

【功效】降压降脂，祛火降糖。

◆ 黑白木耳汤

【原料】黑木耳 15 克，银耳 15 克。

【制作】将黑木耳、银耳用冷水泡发，去杂质，洗净，放入砂锅，加水适量，小火炖煮至烂即成。

【用法】早晚 2 次分服。

【功效】滋阴降压，润燥降脂，凉血止血。

◆ 荸荠芹菜汤

【原料】荸荠 100 克，芹菜 80 克，荠菜 60 克，植物油少许，食盐适量。

【制作】将荸荠去皮洗净，十字切开；芹菜洗净切成小段（入沸水中焯一下）；荠菜洗净切碎。然后起油锅，加热后放入芹菜翻炒 3 分钟，加入荸荠和适量清水，煮沸 5 分钟后再加入荠菜，炖两沸放入食盐、调味即成。

【用法】每日 2 次，分早、晚服食。

【功效】清热平肝降压。

◆ 海蜇荸荠大枣汤

【原料】海蜇皮 50 克，荸荠 100 克，大枣 10 枚，天麻 9 克，白糖适量。

【制作】将海蜇皮洗净，荸荠去皮洗净切片，与洗净的大枣、天麻一同放入砂锅中，加入清水适量，共煮汤，待汤成时捞出天麻，调入白糖即可。

【用法】吃海蜇皮、荸荠及大枣，并饮汤，每日2次。

【功效】清热平肝，健脾化痰。

◆ 黄豆海带汤

【原料】黄豆200克，海带30克，芹菜60克，食盐、十三香各适量。

【制作】将黄豆淘洗干净，海带水发后切成细丝，芹菜洗净切成小条块，备用。把黄豆、海带、芹菜一同放入砂锅中，加入清水适量，武火煮沸后，加入食盐、十三香，改用文火慢煮，至豆熟汤成，调味。

【用法】吃黄豆、海带，并喝汤，适量用之。

【功效】健脾宽中，平肝清热，降压明目。

◆ 豆花葡萄梗汤

【原料】绿豆60克，花生米50克，葡萄梗两根（约15厘米长）。

【制作】将绿豆、花生米、葡萄梗分别洗净，一同放入锅中，加入清水约1800毫升，煮约40分钟，待绿豆熟烂开花即可。

【用法】食花生、绿豆，并饮汤，每日1～2次。

【功效】健脾和胃，清热降压。

◆ 海蜇荸荠汤

【原料】海蜇60克，荸荠100克，植物油、葱花、姜末、绍酒、食盐各适量。

【制作】将海蜇洗净，切丝；荸荠洗净，切成片，备用。油锅置火上，烧至六成热时，加葱花、姜末爆炒出香，加水适量，加荸荠片，大火煮沸后，加海蜇、绍酒，小火煨煮20分钟，加食盐少许，拌匀即成。

【用法】佐餐当菜，随意服食。

【功效】补益肝肾，祛湿降压。

◆ 苦瓜菊花汤

【原料】新鲜苦瓜 350 克，白菊花 15 克。

【制作】先将白菊花洗净，备用。再将苦瓜去蒂，切开后去子，洗净，切成薄片，与白菊花一起放入砂锅中，加水适量，用中火煎煮半小时即可。

【用法】早、晚餐分别饮用。

【功效】清热，解毒，平肝降压。

◆ 芦笋豆苗鲤鱼汤

【原料】芦笋 120 克，豌豆苗 60 克，活鲤鱼 1 条，葱花、姜末、料酒、食盐、胡椒粉各适量。

【制作】先将芦笋洗净，切成 4 段，放入沸水中稍烫，再置于凉白开水中备用。再将鲤鱼宰杀后，去鳞、鳃及内脏，洗净后放入砂锅中，加水适量，先用旺火煮沸，撇去浮沫，加入料酒、葱花、生姜末，改用文火煨煮至鲤鱼肉熟烂，再加入拣净洗好的豌豆苗和芦笋段以及食盐、胡椒粉等调料，用文火煮沸即成。

【用法】当菜佐餐，随意食用。

【功效】滋阴清热，降脂降压。

◆ 牛膝降压汤

【原料】怀牛膝 30 克，海蜇 250 克，淡菜 60 克，香油、食盐、调味品各适量。

【制作】先将海蜇浸泡，去除咸味，再将淡菜和怀牛膝洗净，然后把上述原料一起用适量清水煎汤，饮前调味即成。

【用法】当菜佐餐，随意食用。

【功效】滋补肝肾，降低血压。

◆ 三鲜降压汤

【原料】海带、海藻各 250 克，扇贝 120 克，香油、食盐各适量。

【制作】先将海带、海藻用温水洗净，一起放入砂锅中，加水适量，用文火煮炖至海带、海藻熟烂，加食盐再煮片刻，淋入香油即成。

【用法】当菜佐餐，吃菜喝汤。

【功效】滋补肝肾，降低血压。

◆ 海蜇皮荠芹汤

【原料】荠菜 250 克，芹菜 120 克，海蜇皮 80 克。

【制作】将海蜇皮漂洗干净，切成细条，用凉水浸泡片刻，捞出挤干，备用；将芹菜洗净切段，入沸水锅中煮 15 分钟，捞出，与海蜇皮、洗净的荠菜一起放入砂锅中，加水适量，煮汤，调入白糖，稍炖即可。

【用法】每天分早、晚两次服食，7 天为 1 个疗程，连用 2 ～ 3 个疗程。

【功效】清热化痰，利尿降压。

◆ 苦瓜荠菜瘦肉汤

【原料】新鲜苦瓜 250 克，荠菜 60 克，猪瘦肉 120 克。

【制作】先将瘦猪肉洗净、切片，用盐腌好；再将鲜苦瓜去瓤、洗净、切片，用盐腌好；然后将荠菜放入砂锅内，加水适量，用文火煮半个小时，去渣，再加入苦瓜煮熟，然后放入猪肉片，煮 5 分钟至肉刚熟，调味即成。

【用法】吃肉喝汤，佐餐食用。

【功效】清心解暑，平肝泄热。

◆ 芦笋鲍鱼汤

【原料】芦笋 15 克，罐头鲍鱼 50 克，豌豆苗 100 克，高汤、绍酒、食盐、胡椒粉各适量。

【制作】将芦笋洗净，切成片，放入沸水锅稍烫，捞出备用；鲍鱼切成薄片；豌豆苗洗净。锅内放高汤烧沸，将芦笋和鲍鱼片分别在沸汤中烫一下，取出，大火煮汤，加绍酒、食盐、胡椒粉等，再放入芦笋、鲍鱼、豌豆苗，煮沸即成。

【用法】佐餐当汤菜，随意服食。

【功效】滋阴清热，化痰浊，降血压。

十、药膳方

药膳是选用某些具有一定保健和治疗作用的食物，或在食物中配以适当的中药，通过烹调制成各种佳肴，具有药物和食物的双重作用，即取药物之性、食物之味，使其食借药力、药助食威，两者相辅相成，共奏保健和医疗功效，是我国自然疗法中具有一定特色的食疗方法。

◆ 白术泽泻红枣粥

【原料】白术 12 克，泽泻 9 克，红枣 3 枚，大米 50 克。

【制作】将白术、泽泻一同放入砂锅中，水煎去渣取汁，之后将药汁与淘洗干净的大米、红枣一同煮粥即可。

【用法】每日 2 次，分早、晚温热服食。

【功效】健脾利湿，化痰。

◆ 天麻猪脑粥

【原料】天麻 10 克，猪脑 1 个，大米 150 克。

【制作】将猪脑洗净，与天麻一同放入砂锅中，再加入大米及适量清水，共同煮成稀粥，以大米熟、猪脑熟透为度。

【用法】每日晨起温服 1 次。

【功效】平肝息风，益脑。

◆ 半夏天麻荷叶粥

【原料】半夏 6 克，天麻 10 克，荷叶 12 克，大米 100 克，白糖适量。

【制作】将半夏、天麻、荷叶一同放入砂锅中，加入清水适量，水煎去渣取汁，之后将药汁与淘洗干净的大米共同煮粥，待粥将成时加入白糖调匀，再稍煮即可。

【用法】每日 2 次，分早、晚温热服食。

【功效】健脾祛湿，息风化痰，降脂降压。

◆ 天麻钩藤红枣粥

【原料】天麻 12 克，钩藤 15 克，红枣 6 枚，大米 100 克，白糖适量。

【制作】将天麻、钩藤一同放入砂锅中，加入清水适量，水煎去渣取汁，之后将药汁与淘洗干净的大米、红枣共同煮粥，待粥将成时加入白糖调匀，再稍煮即可。

【用法】每日 2 次，分早、晚温热服食。

【功效】平肝息风，和中开胃。

◆ 玉米须蚌肉汤

【原料】玉米须 60 克，蚌肉 150 克，绍酒、食盐、葱花、姜末各适量。

【制作】将玉米须洗净，放入纱布袋中，扎口备用。蚌肉去鳃板，洗净，切成小块，与玉米须药袋同入砂锅，加水，先用大火煮沸，加绍酒、葱花、姜末，改用小火煨煮 30 分钟，取出药袋，加食盐少许，拌匀即成。

【用法】佐餐当汤，随意食用。

【功效】化痰泄浊，利湿降压。

◆ 荸荠海带玉米须汤

【原料】荸荠 10 个，海带、玉米须各 30 克。

【制作】将荸荠洗净，去皮、切片，海带水发切丝，之后与玉米须一同放入砂锅中，加入清水适量，水煎成汤。

【用法】食荸荠、海带，并饮汤，每日 1 ~ 2 次。

【功效】清热化痰，利水降压。

◆ 紫菜车前子汤

【原料】紫菜 30 克，车前子 30 克。

【制作】先将紫菜拣净去杂、晒干或烘干，研成极细末，备用。再将车前子拣净，用清水冲洗后放入砂锅中，加水 2500 毫升。先用旺火煮沸，再调入紫菜细末，改用文火煨煮 15 分钟，即成。

【用法】早、晚餐分别服用。

【功效】解毒化痰，清肝降压。

◆ 二花鲫鱼汤

【原料】菊花 10 克，槐花 10 克，鲫鱼 1 条（约 250 克），绍酒、酱油、葱花、姜末、食盐各适量。

【制作】将菊花、槐花分别洗净，放入碗中备用。鲫鱼剖杀，去鳞、鳃、内脏，洗净后，将绍酒、酱油轻抹在鲫鱼身上，放置片刻，入砂锅，加清汤适量，大火煮沸后，加葱花、姜末，改用小火煨煮 30 分钟，加菊花、槐花，继续煨煮 10 分钟，加食盐少许，煮沸即成。

【用法】佐餐当菜，随意食用，菊花、槐花也可同时嚼服。

【功效】平肝潜阳，泻火降压。

◆ 杞麦甲鱼汤

【原料】枸杞子 30 克，麦冬 15 克，甲鱼 1 只（约 500 克），料酒、葱丝、生姜丝、食盐各适量。

【制作】将甲鱼宰杀，去内脏等，洗净，放入小盆中，加入适量清水，再放入枸杞子、麦冬、料酒、葱丝、生姜丝、食盐，清蒸至甲鱼熟烂即成。

【用法】吃甲鱼，并喝汤。

【功效】滋补肝肾。

◆ 桑寄生老母鸡汤

【原料】老母鸡半只（约 500 克），桑寄生、玉竹各 30 克，去核红枣 4 枚，生姜 4 片。

【制作】老母鸡活宰，去毛、肠脏、肥油。取半只切块，用油、生姜炒香备用。桑寄生除去杂质，洗净，玉竹、红枣洗净。将鸡块与桑寄生、玉竹、红枣同时放入砂锅内，加清水适量，武火煮沸后，文火再煮 3 小时，汤成调味。

【功效】滋阴益气。适用于眩晕、心悸等症状的高血压病。

◆ 海带薏仁汤

【原料】海带 250 克，薏苡仁 250 克。

【制作】先将薏苡仁洗净，浸泡 1 ~ 2 小时，再将海带洗净，切成细丝状，然后把薏苡仁及海带一起放入高压锅内，加水大约 3500 毫升，将薏苡仁及海带煮至极烂。

【用法】早、晚餐分别食用，5 ~ 7 天为 1 个疗程。

【功效】平肝降压，化痰祛湿。

◆ 荠菜旱莲草汤

【原料】荠菜 30 克，旱莲草 15 克。

【制作】将上述两种原料放入砂锅内，加水适量，用文火煎煮。

【用法】每日 1 剂，分早、中、晚三次饮用。

【功效】清热，凉血，止血。

◆ 夏枯草槐花芹菜汤

【原料】夏枯草 25 克，槐花 15 克，芹菜 30 克。

【制作】先将夏枯草、槐花洗净，一起放入砂锅中，加水适量，煎煮半小时，再投入洗净切段的芹菜，煎煮 30 分钟，去渣取汁即成。

【用法】早、晚餐分别饮用。

【功效】清肝泻火。

◆ 天麻炖乳鸽

【原料】天麻 15 克，乳鸽 1 只（约 250 克），绍酒、食盐、葱花、姜末、鸡汤各适量。

【制作】将天麻用淘米水浸泡 2 小时，洗净后切片，备用。乳鸽宰杀后，去毛、内脏及爪，洗净后用绍酒及少许食盐抹一下，片刻后用清水略冲，将乳鸽放入蒸碗内，加葱花、姜末及鸡汤，放入天麻片，上笼，大火蒸约 1 小时，取出加食盐少许，拌和即成。

【用法】佐餐当菜，随意服食，吃鸽肉喝汤，同时嚼食天麻。

【功效】平肝息风，定惊潜阳，降血压。

◆ 淫羊藿煮鹌鹑蛋

【原料】淫羊藿 15 克，鹌鹑蛋 6 枚。

【制作】将淫羊藿洗净，切碎，与鹌鹑蛋同入砂锅，加水适量共煎至蛋熟去壳，再回入原汤中，煮沸 15 分钟，过滤去药渣。取出鹌鹑蛋放入淫羊藿汤汁即成。

【用法】每日 2 次，每次吃 3 枚鹌鹑蛋，淫羊藿汤汁随同服食。

【功效】温肾补阳，滋养降压。

◆ 绞股蓝炖乌龟

【原料】绞股蓝 20 克，乌龟 1 只（约 200 克），绍酒、葱花、姜末、食盐各适量。

【制作】将乌龟宰杀，去头、爪和内脏，洗净后备用。绞股蓝拣杂，洗净，切段后放入纱布袋中，扎口，与乌龟同放入砂锅，加水适量，先用大火煮沸，加绍酒、葱花、姜末，改用小火爆炖 1 小时，待龟肉熟烂，加食盐，调和均匀即成。

【用法】佐餐当菜，随意服食。

【功效】滋阴补阳，降脂降压。

◆ 首乌鸽蛋

【原料】制首乌 30 克，生地黄 15 克，熟地黄 15 克，鸽蛋 4 枚。

【制作】将制首乌洗净切片，与生地黄、熟地黄加水浸透，同入砂锅，加水适量，放入鸽蛋共煎至蛋熟去壳，再回入原汤中，煮沸 20 分钟，过滤去药渣，取出鸽蛋放入汤汁即成。

【用法】早晚 2 次分食，吃鸽蛋饮汤汁。

【功效】滋养肝肾，降血压。

◆ 石决明煲牡蛎肉

【原料】石决明 30 克，牡蛎肉 150 克，绍酒、葱花、姜末、食盐各适量。

【制作】将石决明敲碎，洗净，放入多层纱布袋中，扎紧袋口，备用。将牡蛎肉洗净，切成片，与药袋同入砂锅，加水用大火煮沸，加绍酒、葱花、姜末，改用小火煨煲 1 小时，待牡蛎肉熟烂，取出药袋，加食盐少许，调匀即成。

【用法】佐餐当汤，随意服食。

【功效】平肝潜阳，降火降压。

◆ 灵芝牛肉干

【原料】灵芝 50 克，牛肉 1000 克，茴香、桂皮、花椒、豆蔻、砂仁、葱花、姜末、食盐、酱油、红糖各适量。

【制作】将牛肉洗净，切成 3 厘米宽、1 厘米厚、6 厘米长的肉条；灵芝洗净后，晒干或烘干，研成细末，与牛肉条同入砂锅中，加茴香、桂皮、花椒、豆蔻、砂仁、葱花、姜末、食盐、酱油、红糖各适量，加水适量，煨煮至牛肉九成熟烂、汤汁浓稠时，将肉捞出，晾片刻，上炉烤干即成。

【用法】每日 2 次，每次 30 克，嚼食。

【功效】双补阴阳，强心降压。

◆ 黑芝麻拌枸杞叶

【原料】黑芝麻 50 克，枸杞叶 250 克，食盐、白糖、麻油各适量。

【制作】将枸杞叶拣杂，洗净后，入沸水锅焯烫 10 ~ 15 分钟，取出后沥水，备用。黑芝麻拣净，清水冲后洗入炒锅，微火炒香，趁热研成细末，调和在枸杞叶内，加食盐、白糖、麻油，拌匀即成。

【用法】佐餐当菜，随餐当日吃完。

【功效】滋补肝肾，降低血压。

◆ 枸杞子炒虾仁

【原料】枸杞子 15 克，虾仁 200 克，绍酒、葱花、姜末、食盐各适量。

【制作】将枸杞子洗净，用温水浸泡，备用。虾仁冲洗干净，滤干。炒锅置火上，加植物油烧至七成热，倒入枸杞子与虾仁，加绍酒、葱花、姜末，反复翻炒，待虾仁炒熟后，放入食盐少许，略炒即成。

【用法】佐餐当菜，随意食用。

【功效】双补阴阳，滋养降压。

◆ 马兰头拌海带

【原料】马兰头 250 克，海带 50 克，食盐、红糖、麻油各适量。

【制作】将马兰头拣杂，洗净后，入沸水锅焯烫至色泽泛青，质软柔嫩，取出后沥水，备用。海带用温水浸泡 12 小时，洗净后，入沸水锅焯烫 10 分钟，取出，切成小斜块或丝条状，与马兰头同放入大碗中，加食盐、红糖（或白糖）、麻油，拌和均匀即成。

【用法】佐餐当菜，随餐当日吃完。

【功效】清肝降火，泄浊降压。

◆ 菊花煲鸡丝

【原料】菊花 30 克，鸡脯肉 300 克，火腿丝 25 克，鸡蛋 1 个、湿淀粉、绍酒、食盐、麻油各适量。

【制作】将菊花洗净，选出外形完整的花瓣 10 克，用沸水稍泡片刻，捞出备用。余下的菊花入砂锅，加水浓煎 20 分钟，过滤取药汁浓缩至 50 毫升。将鸡脯肉除去白筋，洗净，剖片后切成细丝，用蛋清、水淀粉调成糊抓匀上浆。锅置火上，加植物油烧至六成热时，放入鸡脯丝、火腿丝，急熘划开，加绍酒后再翻炒片刻，加水适量，倒入药汁，改用小火同煲 30 分钟，待鸡丝、火腿丝熟烂时，加菊花瓣、食盐、麻油，拌和均匀即成。

【用法】佐餐当菜，随意服食。

【功效】滋养肝肾，泻火降压。

◆ 首乌黑豆炖甲鱼

【原料】何首乌 30 克，黑豆 60 克，枸杞子 18 克，甲鱼 1 只，大枣 6 枚，生姜片、食盐、十三香各适量。

【制作】将甲鱼宰杀，去内脏，洗净切块，略炒备用。把甲鱼块、黑豆、何首乌、枸杞子、大枣、生姜片、食盐、十三香一同放入汤盆中，加入清水适量，隔水炖至甲鱼熟烂即成。

【用法】吃肉喝汤。

【功效】滋肾养肝，降压。

◆ 山楂肉片

【原料】山楂片 100 克，猪后腿肉 250 克，荸荠 50 克，鸡蛋 1 个、湿淀粉、绍酒、葱花、姜末、食盐各适量。

【制作】将山楂片洗净，加水浓煎 3 次，每次 40 分钟，合并 2 次煎液，小火浓缩药汁约 100 毫升。猪肉洗净，切成薄片，以蛋清、淀粉调成的白糊拌和备用。荸荠洗净，去外皮后切片。炒锅置火上，加植物油烧至六成热时，将肉片糊下锅炸至浮起，呈黄白色时，捞出滤油。锅留底油，加荸荠片熘炒，加山楂浓汁及肉片，加绍酒、葱花、姜末，翻炒出香，加食盐少许，略炒数次即成。

【用法】佐餐当菜，随意服食。

【功效】滋补肝肾，泄浊降压。

十一、茶疗方

◆ 柿叶茶

【原料】干柿叶 10 克（鲜品用 20 克），蜂蜜 5 克。

【制作】每年 7 ~ 9 月收集柿叶，晒干研成粗末。将柿叶末放入杯中，用沸水冲泡，加盖焖 10 分钟。

【用法】把柿叶茶倒入另一杯中，加蜂蜜少许，搅匀后当茶频频饮用，一般冲泡 3 次，每日 1 剂。

【功效】平肝凉血，清火降压。

◆ 决明子茶

【原料】决明子 30 克，绿茶 2 克。

【制作】将决明子放入砂锅中，用小火炒至微黄（勿焦），与绿茶同入杯中，用沸水冲泡，加盖焖 10 ～ 15 分钟。

【用法】频频饮用，一般可冲泡 3 ～ 5 次，每日 1 剂。

【功效】清肝明目，降脂通便。

◆ 白菊花茶

【原料】白菊花 10 克。

【制作】将白菊花放入杯中，用沸水冲泡，加盖焖 10 分钟。

【用法】当茶频频饮用，一般冲泡 3 ～ 5 次，每日 1 剂。

【功效】清肝热，平肝阳，明目。

◆ 三子茶

【原料】青葙子 5 克，茺蔚子 5 克，牛蒡子 10 克。

【制作】将以上三味同入杯中，用沸水冲泡，加盖焖 15 分钟。

【用法】代茶频频饮用，一般冲泡 3 ～ 5 次。

【功效】清肝火，明目。

◆ 芹菜鲜汁茶

【原料】新鲜芹菜（包括根、茎、叶）500 克。

【制作】将芹菜洗净，晾干，放入沸水中烫泡 3 分钟，捞出切成细段捣烂取汁。

【用法】代茶分 3 次饮用。

【功效】平肝降压。

◆ 桑叶菊花茶

【原料】桑叶 6 克，野菊花 5 克。

【制作】将桑叶研成粗末，与野菊花同入杯中，用沸水冲泡，加盖焖 15 分钟。

【用法】代茶频频饮用，一般冲泡 3 ～ 5 次。

【功效】平肝明目，清肝泻火。

◆ 玉米须茶

【原料】玉米须 50 克（鲜品 100 克）。

【制作】将玉米须洗净，入砂锅加水 500 毫升，用小火浓煎成 250 毫升。

【用法】代茶频频饮用，每日 1 剂。

【功效】清热利水，降血压。

◆ 葛根茶

【原料】葛根 500 克。

【制作】春秋两季采挖，切片，晒干，研成粗末，分装于滤纸袋中，每袋重 20 克。

【用法】将葛根滤纸袋放入茶杯中，用沸水冲泡，加盖焖 10 分钟。当茶频频饮用，一般可冲泡 3 ～ 5 次。

【功效】降血压，解痉。

◆ 荷叶竹叶茶

【原料】鲜荷叶半张，鲜竹叶 50 克。

【制作】将鲜荷叶洗净后切成细丝，与鲜竹叶同入砂锅中，加水 1000 毫升，用中火煎煮成浓汁 500 毫升。

【用法】代茶频频饮服，每日 1 剂。

【功效】清肝解暑，止渴止血。

◆ 蚕豆花茶

【原料】蚕豆花 20 克（鲜花用 40 克）。

【制作】将蚕豆花放入杯中，用沸水冲泡，加盖焖 15 分钟。

【用法】代茶频频饮用，一般冲泡 3 ~ 5 次。

【功效】平肝降压，清热凉血。

◆ 罗布麻叶茶

【原料】干罗布麻叶 15 克。

【制作】将罗布麻叶放入杯中，用沸水冲泡，加盖焖 15 分钟。

【用法】当茶频频饮用，一般可冲泡 3 ~ 5 次，每日 1 剂。

【功效】平肝清火，强心利尿。

◆ 二头茶

【原料】枸杞头 50 克，马兰头 100 克。

【制作】将新鲜枸杞头、马兰头洗净，放入砂锅，加水 500 毫升，煎取浓汁 350 毫升。

【用法】代茶频频饮用，每日 1 剂。

【功效】清肝降压，平肝明目。

◆ 三花茶

【原料】槐花 10 克，菊花 5 克，茉莉花 1 克。

【制作】将以上三花同入杯中，用沸水冲泡，加盖焖 10 分钟。

【用法】代茶频频饮用，一般冲泡 3 ~ 5 次，每日 1 剂。

【功效】平肝降压，软化血管。

◆ 莲心松萝茶

【原料】莲子心 5 克，松萝茶 3 克。

【制作】将莲子心晒干，与松萝茶同入杯中，用沸水冲泡，加盖焖 10 分钟。

【用法】频频饮用，一般冲泡 3 ~ 5 次，每日 1 剂。

【功效】清火宁心，平肝降压。

◆ 龙胆草甜茶

【原料】龙胆草 2 克，蜂蜜 20 克。

【制作】将龙胆草放入杯中，用沸水冲泡 2 次，取浸出液后兑入蜂蜜，放凉后备用。

【用法】代茶频饮，每日 3 次分服，每日 1 剂。

【功效】清肝泻火。

◆ 陈皮山楂乌龙茶

【原料】陈皮 10 克，山楂 10 克，乌龙茶 5 克。

【制作】将陈皮、山楂放入砂锅，加水适量，煎煮 30 分钟，去渣取汁，冲泡乌龙茶，加盖焖 10 分钟。

【用法】频频饮用，每日 1 剂。

【功效】化痰降脂，降压减肥。

◆ 黄芩地龙茶

【原料】黄芩 30 克，地龙 20 克。

【制作】将以上两味同入砂锅中，加水适量，煎取浓汁。

【用法】代茶频频饮用，每日 1 剂。

【功效】清热降压。

◆ 潼白蒺藜茶

【原料】潼蒺藜 30 克，白蒺藜 30 克。

【制作】将以上两味同入砂锅中，加水 500 毫升，浓煎取汁 250 毫升。

【用法】代茶频频饮用，每日 1 剂。

【功效】滋补肝肾，平肝降压。

◆ 杞菊决明子茶

【原料】枸杞子 20 克，菊花 6 克，决明子 30 克。

【制作】将以上三味同入杯中，用沸水冲泡，加盖焖 15 分钟。

【用法】代茶频频饮用，一般冲泡 3 ~ 5 次，每日 1 剂。

【功效】滋补肝肾，平肝明目。

◆ 黑芝麻茶

【原料】黑芝麻 10 克，绿茶 3 克。

【制作】将黑芝麻炒熟后研碎，与茶叶混合均匀后放入杯中，用沸水冲泡，加盖焖 10 分钟。

【用法】代茶频频饮用，每日 1 剂。

【功效】滋补肝肾，养血降压。

◆ 首乌槐角乌龙茶

【原料】制何首乌 30 克，槐角 30 克，乌龙茶 3 克。

【制作】将制何首乌、槐角入砂锅，加水适量，煎煮 30 分钟，去渣取汁，用药汁冲泡乌龙茶，加盖焖 15 分钟。

【用法】代茶频饮，每日 1 剂。

【功效】滋补肝肾，降压降脂，减肥乌发。

◆ 苦瓜茶

【原料】苦瓜 1 个（约 100 克），绿茶 2 克。

【制作】将苦瓜洗净，切片，晒干，与绿茶同入砂锅中，加水 500 毫升，煎取浓汁约 250 毫升。

【用法】代茶频频饮用，每日 1 剂。

【功效】清肝解暑，止渴除烦。

◆ 菊明降压茶

【原料】白菊花 12 克，草决明 15 克，罗布麻叶 10 克。

【制作】将上述 3 味放入杯中，沸水冲泡 15 分钟后饮用。

【用法】每天 1 剂，趁温饮服。

【功效】清肝降压，润肠通便。

◆ 菊花山楂茶

【原料】生山楂 30 克，白菊花 15 克，茉莉花茶 10 克。

【制作】将上述 3 味用沸水冲泡。

【用法】每天 1 剂，代茶常饮。

【功效】清热、降脂、化痰、健胃消食。

◆ 山楂二花茶

【原料】生山楂 30 克，银花 20 克，白菊花 15 克，茉莉花茶 10 克。

【制作】将上述 4 味放入茶杯中，用沸水冲泡后，加盖焖 15 ～ 30 分钟。

【用法】代茶频饮。

【功效】健脾、降脂、清热、降压。

◆ 三七花茶

【原料】三七花 30 克，茉莉花茶 10 克。

【制作】将三七花先切碎，然后与茉莉花茶混匀装瓶备用。

【用法】每天 2 ～ 4 次，每次 3 克，沸水冲泡饮之。

【功效】降压利咽，清热平肝。

◆ 菊楂决明茶

【原料】白菊花 10 克，草决明 15 克，生山楂片 18 克。

【制作】将以上 3 味放入保温杯中，用沸水冲泡，焖 15 分钟。

【用法】代茶饮用，每日数次。

【功效】疏风解毒，清肝明目；降压。

◆ 槐菊茶

【原料】槐花、菊花各 10 克，绿茶 3 克。

【制作】将上述 3 味放入瓷杯中，用沸水冲泡，密盖浸泡 15 分钟即可。

【用法】每日 1 剂，不拘时频饮。

【功效】平肝息风，清火降压。

◆ 杜仲茶

【原料】杜仲叶、优质绿茶各等份。

【制作】将上述 2 味中药共同研为粗末、混匀,用滤泡纸袋分装,每袋 6 克,封贮于干燥处。

【用法】每天 1 ～ 2 次,每次 1 袋,沸水冲泡 15 分钟后趁温服用。

【功效】补肝肾、强筋骨。

◆ 决明罗布麻茶

【原料】炒决明子 15 克,罗布麻 10 克。

【制作】将上述 2 味中药以沸水浸泡 15 分钟即可。

【用法】每天 1 剂,不拘时代茶频饮。

【功效】清热平肝,降压、降脂和改善头晕。

◆ 梧桐叶茶

【原料】梧桐嫩叶 50 克。

【制作】将梧桐嫩叶洗净,晒干,切丝,入砂锅,加水适量,煎取浓汁。

【用法】代茶频频饮用,每日 1 剂。

【功效】平肝降压。

◆ 三宝茶

【原料】菊花、罗汉果、普洱茶各等份(或者各 6 克)。

【制作】将上 3 味中药共同研为粗末,用纱布袋(最好是滤泡纸袋)分装,每袋 20 克。

【用法】每次 1 袋,用沸水冲泡,不拘时频频饮用。

【功效】降压、消脂、减肥。

◆ 西红柿芹菜汁

【原料】熟透的新鲜西红柿 500 克，旱芹菜 350 克。

【制作】先将熟透的新鲜西红柿洗净，去蒂后连皮切成小块，备用；将旱芹菜连根、茎、叶洗净，切成 0.5 厘米长的小段或者切碎后，与备好的西红柿一起放入榨汁机中，快速搅打成浆汁；再用洁净的纱布过滤，收取汁液，放入砂锅中，用文火煮沸，冷却后即可饮用。

【用法】每天分早、晚 2 次饮用。

【功效】清热利湿，平肝降压。

◆ 夏枯草降压茶

【原料】夏枯草 15 克，车前草 12 克，茉莉花茶 6 克。

【制作】将上述 3 味中药放入茶壶中，用沸水冲泡。

【用法】代茶饮用，每天 1 剂，随时饮服。

【功效】清热利水，降低血压。

◆ 绞股蓝降脂降压茶

【原料】绞股蓝茎叶 12 克。

【制作】将绞股蓝茎叶择去杂质，晒干或烘干后贮藏备用。每次取 12 克，放入茶杯中，用沸水冲泡，加盖焖 15 分钟后饮用。

【用法】每天 1 剂，冲泡 3 ～ 5 次，代茶饮服。

【功效】降血脂、降血压。

◆ 荠菜茶

【原料】干荠菜 15 克。

【制作】将荠菜保留根、茎，洗净后晒干，切碎备用。每次取干品 7 克或鲜品 15 克，放入茶杯中用沸水冲泡，加盖，焖 15 分钟后饮用。

【用法】每天 1 剂，代茶频饮。

【功效】清肝降压，补脾益心。

◆ 灵芝茶

【原料】灵芝 10 克。

【制作】先将灵芝 10 克洗净，切成薄片，放入茶杯中，用沸水冲泡，加盖，焖 15 分钟。

【用法】代茶饮用。

【功效】补中益气，安神降压。

◆ 天麻豨莶草茶

【原料】豨莶草 30 克，天麻 15 克。

【制作】将上述 2 味中药放入砂锅中，加水适量，煎取浓汁。

【用法】每天 1 剂，代茶饮用。

【功效】通经活络，平肝降压。

◆ 槐米茶

【原料】槐米 6 克，绿茶 3 克。

【制作】将槐米拣净，与绿茶一起放入茶杯中，用沸水冲泡，加盖焖 15 分钟后当茶饮用。

【用法】每天 1 剂，冲泡 3 次。

【功效】平肝降压，凉血止血。

◆ 苦丁茶

【原料】苦丁茶 6 克，菊花 6 克，桑叶 6 克，白茅根 6 克，钩藤 6 克。

【制作】将上述诸药洗净，除去杂质，晒干，研成粗末，甩纱布包好备用。再将纱布袋放入茶杯中,用沸水冲泡后加盖焖半小时饮用。

【用法】每天 1 剂,代茶饮用。

【功效】清热平肝。

◆ 降压减肥茶

【原料】绿茶 15 克,山楂 50 克,陈皮 20 克,茯苓 30 克,泽泻 30 克,小蓟 50 克,车前子 30 克,莱菔子 30 克,决明子 30 克,藿香 30 克,苍术 30 克,荷叶 50 克。

【制作】将以上十二味共研粗末,加入六神曲 100 克作为黏合剂,研成粉状,加入药粉中,搅拌成颗粒状,用手捏成团,以触之能散为度,用 2.5 厘米 ×2.5 厘米的塑料盒制成小方块,低温干燥,使含水量减至 3%以下。

【用法】每次取 1 块放入茶杯中,用沸水冲泡,代茶频频饮用,每日 1 块。

【功效】降压降脂,化痰利尿。

◆ 龙胆草茶

【原料】龙胆草 10 克,绿茶 3 克。

【制作】将龙胆草 10 克,绿茶 3 克一起放入茶杯中,用沸水冲泡后,加盖焖 15 分钟。

【用法】代茶饮用。

【功效】清热泻火,平肝降压。

◆ 红枣茶

【原料】红枣 30 枚。

【制作】先将红枣 30 枚用清水洗净,放入砂锅中加水适量,用文火煮沸。

【用法】吃枣喝汤，每日 1 次。

【功效】滋补肝肾，益气降压。

◆ 钩藤茶

【原料】钩藤 30 克，蜂蜜 5 克。

【制作】将钩藤 30 克洗净，晒干后放入茶杯中，用沸水冲泡加盖焖 15 分钟后，取汁再加入 5 克蜂蜜调匀饮用。

【用法】每天 2 次，早、晚餐分别服用。

【功效】平肝息风，降压止痉。

◆ 紫菜决明子茶

【原料】紫菜 15 克，决明子 30 克。

【制作】先将紫菜拣杂，晒干或烘干，研成极细末，备用。再将决明子洗净后放入砂锅，加水 2500 毫升，大火煮沸后，调入紫菜细末，改用文火煨煮 15 分钟即可。

【用法】早、晚两次饮用。

【功效】清热解毒，利尿降压。

◆ 夏枯草枸杞叶茶

【原料】夏枯草 30 克，枸杞叶 60 克，冰糖 10 克。

【制作】先将夏枯草洗净，切碎，备用。再将枸杞叶洗净，切成小段，与夏枯草一起放入砂锅中，加水适量，先用旺火煮沸，再改用文火煎煮 30 分钟，离火，用洁净纱布过滤取汁，加冰糖，溶化后拌匀即成。

【用法】早、晚餐分别饮用。

【功效】平肝潜阳，清肝泻火。

◆ 山楂叶绿茶

【原料】山楂叶 15 克，绿茶 3 克。

【制作】先将山楂叶洗净，晒干或烘干，研成粗末，装入洁净的绵纸袋，封口挂线，与绿茶一起放入大茶杯中，用沸水冲泡，加盖，焖 10 分钟即可饮用。

【用法】每天 1 剂，分 3 ～ 5 次饮用。

【功效】清热解毒，祛瘀降压。

◆ 夏菊芩茶

【原料】夏枯草 15 克，白菊花 12 克，黄芩 9 克，绿茶 3 克。

【制作】先将夏枯草、白菊花、绿茶与切成片的黄芩一起放入一个带盖的茶杯中，用沸水冲泡，加盖，焖 15 分钟后，即可代茶频饮。

【用法】每日 1 剂，一般可冲泡 3 ～ 5 次。

【功效】清肝泻火，降压明目。

◆ 柿叶山楂茶

【原料】干柿树叶 15 克，生山楂 30 克，绿茶 3 克。

【制作】先将柿树叶晒干，研成粗末，与山楂、绿茶一起放入带盖的茶杯中，用沸水冲泡后，加盖，焖 15 分钟后，即可。

【用法】当茶频饮，一般可冲泡 3 ～ 5 次。

【功效】清热散瘀，降脂降压。

◆ 桑菊银楂茶

【原料】桑叶 15 克，白菊花 12 克，金银花 15 克，生山楂 30 克，绿茶 3 克。

【制作】将以上 5 味中药一起放入带盖的大茶杯中，用沸水冲泡，加盖焖 15 分钟即可。

【用法】每日 1 剂，代茶，分 3 ～ 5 次饮用。

【功效】平肝泻火，清热解毒。

◆ 桑椹杜仲茶

【原料】桑椹 30 克，杜仲 20 克。

【制作】将以上两味同入砂锅中，加水适量，煎煮成浓汁。

【用法】代茶频频饮用，每日 1 剂。

【功效】滋补肝肾，养血降压。

◆ 陈皮山楂茶

【原料】陈皮 12 克，山楂 25 克，乌龙茶 5 克。

【制作】将陈皮、山楂洗净，一起放入砂锅中，加水适量，煎煮半小时，取汁冲泡乌龙茶，加盖，焖 15 分钟后即可。

【用法】代茶饮用，每日 1 剂，分 3 ～ 5 次饮用。

【功效】化痰降脂，降压降脂。

◆ 荷叶山楂茶

【原料】山楂 30 克，新鲜荷叶 60 克。

【制作】先将新鲜荷叶洗净，切成 2 厘米见方的小荷叶片，备用。再将山楂洗净，切成片，放入砂锅中，加水煎煮半小时，加荷叶片拌匀，再用文火煎煮半小时即成。

【用法】每日 1 剂，代茶，分 3 ～ 5 次饮用。

【功效】清热散瘀，降脂降压。

第五章
运动疗法

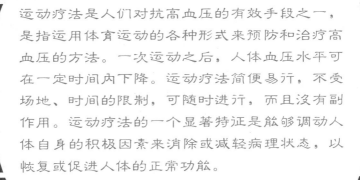

运动疗法是人们对抗高血压的有效手段之一，是指运用体育运动的各种形式来预防和治疗高血压的方法。一次运动之后，人体血压水平可在一定时间内下降。运动疗法简便易行，不受场地、时间的限制，可随时进行，而且没有副作用。运动疗法的一个显著特征是能够调动人体自身的积极因素来消除或减轻病理状态，以恢复或促进人体的正常功能。

一、运动降压原理

运动降压主要有以下几方面的功效：

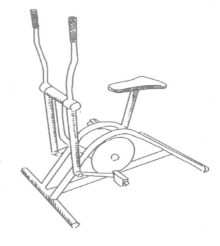

（1）运动可改善自主神经功能，降低交感神经张力，减少儿茶酚胺的释放量，或使人体对儿茶酚胺的敏感性下降。

（2）运动可提升胰岛素受体的敏感性以及"好胆固醇"——高密度脂蛋白胆固醇，降低"坏胆固醇"——低密度脂蛋白胆固醇，减轻动脉粥样硬化的程度。

（3）运动能锻炼全身肌肉，促使肌肉纤维增粗，血管口径增大，管壁弹性增强，心、脑等器官的侧支循环开放，血流量增加，有利于血压下降。

（4）运动能增加体内某些有益的化学物质浓度，如内啡肽、5-羟色胺等，降低血浆肾素和醛固酮等有升压作用物质的水平，使血压下降。

（5）精神紧张或情绪激动是高血压病的一大诱因，运动可稳定情绪，舒畅心情，使紧张、焦虑和激动得以缓解，有利于血压稳定。

需要强调的是，并非所有的运动都有降压之功，只有步行、慢跑、骑车、游泳、慢节奏的交谊舞和体操等有氧运动才能担此重任。

二、运动原则

对于高血压患者来说，并不是所有运动都可以做。由于疾病的特殊性，高血压患者在运动时应遵循以下3个原则。

（1）高血压患者运动要以有氧代谢为原则，尽量避免在运动中做推、拉、举等力量性练习或憋气练习，应选择全身性、有节奏、易放松的运动项目，如太极拳、降压操、散步、慢跑、游泳等。

（2）运动的频度可根据个人对运动的反应和适应程度，采用每周3次或隔日1次或每周5次等不同的间隔周期，如果每周运动少于2次，则很难取得运动效果，如果每天运动，则每次的运动量不可过大。

（3）并非所有高血压患者都适宜做运动。运动只适合于临界高血压、轻度和中度原发性高血压以及部分病情稳定的重度高血压患者。血压波动大的重度高血压患者，或出现严重并发症的重症高血压患者，以及出现抗高血压药不良反应而未能控制者和运动中血压过度增高者都不可采用运动疗法。

应当注意的是，运动疗法防治高血压，与普通的体育锻炼是不同的。

首先，它的运动对象是高血压患者；

其次，它的运动方法和手段有很强的针对性和特殊性；

第三，运动的强度和目标有一定的限制，甚至是禁忌。

运动疗法防治高血压应当在医生的指导下进行，要注意科学选择运动方式、运动时间和运动量。还要注意循序渐进、持之以恒，从而达到增强体质、降压强身的目的。

另外，运动疗法主要适用于治疗病情稳定、体质较好的高血压患者；对于伴有严重心、肾功能障碍的高血压患者应当慎用或禁用。

三、运动禁忌

(1) 忌过度激烈的运动

某些激烈的运动，如排球、篮球、足球、网球等，会大幅提升人体血压，这可能会引发脑出血。另外，要注意运动安全：为避免发生意外，锻炼时，最好不做低头弯腰的动作，也不要用力和屏气，不要做体位变化幅度大的快速动作，当体位突然改变时，会产生体位性低血压，导致昏厥。

(2) 忌快速度的运动

快速度的运动容易促使高血压患者的心率和血压骤然升高，进而引发意外。尤其是高血压老年患者一定要禁止做快速度的运动。

(3) 忌用力气的运动

人在用力时，导致血管收缩、精神紧张，从而引起血压升高，因此高血压患者不宜做用力的运动。另外，高血压患者也不适合做下蹲起立以及快速跳跃等动作。

高血压
家庭 防治 法

四、运动时的注意事项

高血压病患者的运动要坚持三个原则，即有恒、有序、有度，做到长期规律地、循序渐进地，按各人具体情况适度地运动，才能获得满意的效果。运动量太小起不到运动锻炼的作用，过度运动不但难以达到运动锻炼的目的，还会引发诸多不适，甚至造成心血管意外或猝死。所以，正确掌握运动量十分重要。

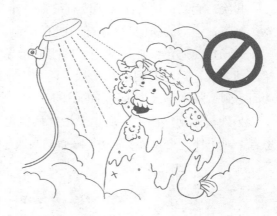

（1）把握运动量及强度

每次运动时间不宜超过 40 分钟，每周运动次数不宜超过 5 次。心率是反映运动量大小最实用的指标，一般应控制在运动后每分钟 120 次左右，不宜过大。如果运动量超标，应适当减轻。

凡需高度用力、屏气、使劲、运动强度大、竞争意识强的运动都不适于高血压病患者。

（2）掌握运动时机

高血压病患者不宜在饱食之后、身体不舒服、情绪不佳以及气候异常如特别炎热、潮湿、寒冷、大风时进行运动锻炼。运动后不宜马上休息、洗澡、进食，建议在运动后半小时才可洗澡，运动后 1 小时才可进餐，以防发生意外。

（3）要进行严密观察

运动锻炼时要进行严密观察。通过医护观察指导和自我监督，密切注意血压、心律和症状的变化是十分重要的。如运动过程中出现心绞痛、头痛、心律失常、咳喘、共济失调等现象，运动量应减少或暂停。

（4）做到循序渐进、持之以恒

在进行体育疗法时，开始的运动量要小，锻炼的时间不宜过长，应循序渐进，根据病情和体力逐渐增加运动量。高血压病的体育疗法是一种辅助治疗方法，非一朝一夕所能奏效，所以应从轻度或中等强度开始，循序渐进，持之以恒，方能收到应有的效果。

五、慢跑运动

慢跑运动是一种防治高血压行之有效的自然疗法，它简便易行，无需特殊场地和器材，不需要特殊技术指导，是人们防病健身的常用运动项目。对于高血压病一、二级的患者及临界高血压的人，尤其是中、青年患者，慢跑肯定是一种行之有效的自然疗法。对于有心、脑、肾并发症及年龄过大的高血压病患者，不宜提倡慢跑运动。

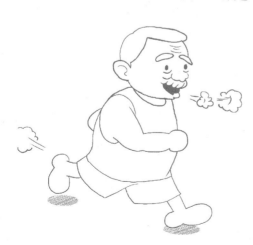

慢跑运动可以降低血脂，可以减肥，能够促进血液循环，增强心肺功能；能够扩张血管，降低血压，减少高血压病合并心、脑、肾病变的发病率。慢跑运动还可以提高人体新陈代谢功能，调节大脑皮质功能，使人精神振奋，心情愉快，促进胃肠蠕动，增强消化功能，改善或者消除高血压病

患者的头晕、头痛、失眠等症状。

慢跑时一个人获得的氧气比平时静止时多 8 ～ 10 倍，能够使心脏和血管得到良性刺激，从而有效地增强人的心肺功能和耐力；经常进行慢跑运动还可以对全身肌肉，尤其是对下肢的关节、肌肉、韧带有显著的锻炼效果；增强对组织、细胞的供氧量，加强机体对人体自由基的清除能力，减少自由基对人体组织细胞的损伤，起到延缓衰老的作用。

（一）慢跑前的准备活动

高血压病患者进行慢跑运动前，应略微减少一些衣裤，等跑热之后再减去一层衣裤，因为过凉或过热都对病情不利。慢跑之前，应先进行准备活动 3 ～ 5 分钟，如先做片刻徒手体操或步行片刻，以使心脏及肌肉、韧带逐渐适应，再逐渐过渡到慢跑。

（二）慢跑的具体方法

慢跑的正确姿势是两手微微握拳，上臂和前臂弯曲成 90° 左右，上身略向前倾，全身肌肉放松，两臂自然前后摆动，两脚落地应轻，一般应前脚掌先落地，并用前脚掌向后蹬地，以产生向上、向前的反作用，有节奏地向前奔跑。如在泥土地、塑胶跑道上进行慢跑，也可采用全脚掌落地的方法，这样下肢不易疲劳。慢跑时最好用鼻呼

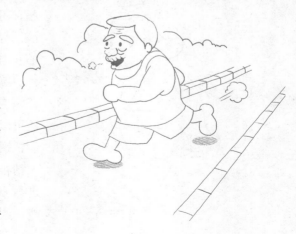

吸，如果鼻呼吸不能满足需要时，也可口鼻并用，但嘴巴不宜张得过大，用舌尖顶着上腭，以减少冷空气对气管的刺激。

呼吸的频率可随心所欲，因人而异地进行，不可人为屏气。慢跑结束后，应及时用干毛巾擦汗，穿好衣服；若要洗浴，应休息 15 分钟后再进行。

（三）慢跑的方式

慢跑的方式，可根据病情的轻重、血压的高低、体格的好坏、耐力的大小而采用快慢不同速度，也可采取慢跑与步行交替的方法，以不喘粗气、不觉难受、不感头昏、能够耐受来掌握慢跑速度和慢跑的距离。慢跑结束前，应逐渐减慢速度，或改为步行，使生理活动逐渐缓和下来，切忌突然停止，静止不动，以免慢跑时集中在四肢的血液难以很快循环到大脑和心脏，导致心、脑暂时性缺氧而出现头晕、眼花、恶心呕吐等现象。

（四）适合慢跑的患者

高血压病 1 级、2 级的患者及临界高血压患者，尤其是中青年患者，适宜选择慢跑。但对于需要药物治疗的 3 级高血压患者以及发生高血压并发症的高血压患者来说，则不宜进行慢跑运动。

（五）慢跑的注意事项

（1）不要在饭后立即跑步，也不宜在跑步后立即进食。

（2）慢跑时最好用鼻子呼吸，避免用口呼吸，防止引起恶心、呕吐、咳嗽。

（3）慢跑中若出现呼吸困难、胸痛、心悸、腹痛等症状，应立即减速或停止跑步，必要时可到医院检查诊治。

（4）慢跑结束前，要逐渐减慢速度或改为步行，切忌突然停止，以免出现不良症状。

六、爬楼梯运动

爬楼梯运动也叫爬楼梯疗法，不仅能锻炼身体、增强体质，而且爬楼梯运动简便易行，是一种防治高血压的自然疗法。

（一）爬楼梯的速度及时间

爬楼梯时应以慢速为宜，运动量一般以中等强度，不感到劳累和吃力为宜；每爬 1 ～ 2 层楼梯，应当在楼梯转弯的平台上略停片刻。一般每次锻炼的时间应当控制在 10 ～ 15 分钟，每日 1 ～ 2 次，以感觉全身发热，微微出汗即可。

（二）爬楼梯的作用

经常爬楼梯能够降低血脂、减肥；调节大脑皮质功能。有助于改善高血压病患者的头晕头痛、失眠等症状，也有助于降低血压，加速全身血液循环，改善心肺功能，促进组织器官的新陈代谢，增强人体免疫力，提高下肢关节的运动功能和肌肉的收缩能力。还能够防止下肢骨骼肌肉的废用性萎缩、骨质疏松及脱钙。

有学者研究报道，一个人爬楼梯时消耗的热量比散步多 3 倍，比打乒乓球多 1.3 倍，比静坐多 10 倍。沿着 6 层楼的楼梯来回爬上 2 ～ 3 次，相当于平地跑 800 ～ 1500 米的运动量。

在日常生活中，我们可以看到，经常进行爬楼梯运动的人，在登楼梯时一般不会出现气喘。这是因为登楼梯运动能使心肌功能得到锻炼，肺活量增大。长期坚持爬楼梯运动，至少给高血压病患者带来三点益处：①有利于降低血压；②有利于预防冠心病；③有利于增强体质。

（三）爬楼梯的注意事项

运动锻炼的时间应当选择在每日上午 9 ～ 10 点，下午 4 ～ 5 点为宜。在爬楼梯时还应当做到眼到、身到、脚到，眼、脚、身密切配合，专心致志，不要分心，以免发生意外事故。

另外，在爬楼梯前，先要活动一下踝、膝关节，避免发生扭伤。同时，应当穿有防滑作用的软底鞋，切忌穿高跟鞋或皮鞋，还要根据每个人的健康状态来选择和确定爬楼梯速度和爬楼梯时间，要切实做到由慢到快，循序渐进，切忌急于求成。

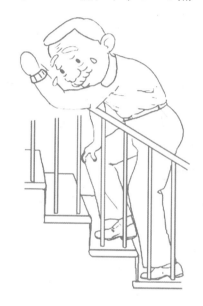

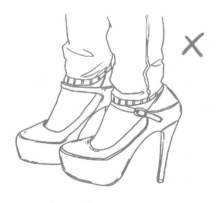

切忌穿高跟鞋

最后，应当注意的是，高血压、冠心病患者在开始登楼梯锻炼时，速度宜慢，每天运动 1 ～ 2 次，每次锻炼时间控制在 15 ～ 20 分钟。如果患者有各种膝关节疾病（如膝关节外伤、膝关节增生、半月板损伤等）则应尽量减少爬楼梯的频次。

七、散步运动

散步运动，几乎对所有的高血压病患者均适用，即使高血压病伴有心、肾、脑并发症者也能收到良好的治疗效果。

（一）散步的时间及速度

散步时，肩要平，背要直；要抬头挺胸，目视前方；手臂要自然摆动，手脚合拍。散步时间可选择在清晨、黄昏或睡前进行，每天 1 ~ 2 次，每次 10 ~ 30 分钟。

散步运动的场地应当以空气清新的户外平地为宜，可根据自己生活的环境选择在公园之中、林荫道上或乡间小路，或山间缓坡、小路等。

慢速散步，每分钟 60 ~ 70 步；

中速散步，每分钟 80 ~ 90 步；

快速散步，每分钟 90 步以上。

（二）散步的作用

在户外进行轻松而有节奏的散步，能使大脑皮质处于紧张状态的细胞得以放松，可促进血液循环，缓解血管痉挛，促使血压下降。据观察，高血压患者在平地上长时间步行，能使舒张压明显下降。坚持散步可以达到既锻炼身体又能使血压下降的目的。散步锻炼身体的作用，完全可以和剧烈运动相媲美。

散步时四肢自然摆动，全身关节筋骨都能得到适度运动，从而使经络疏通，气血和畅，关节灵活。通过散步，还可加强肺的换气功能，使呼吸变得深沉，心肺功能得到锻炼和加强。散步还可锻炼心肌，促进血液循环。

散步还有很重要的一个作用，就是能促进消化腺的分泌，使胃肠道的蠕动加强，食欲增加。对于体质较弱，有心脏病、高血压等不宜大运动量锻炼的中老年人来说，散步更是一种很不错的锻炼方法。

（三）散步的具体方法

散步的具体方法有以下 5 种。

（1）普通散步

用慢速和中速，每次 0.5 ～ 3 小时，适用于血压较高者。

（2）快步行走

每小时步行 5 ～ 7 千米，每次半小时左右，身体状况好的高血压患者运动时间可延长至每次 1 小时。快步行走适合于体质较好，年龄在 40 ～ 60 岁，血压中度升高的高血压和肥胖症患者，并且可以分阶段循序渐进地进行。

（3）摩腹散步

即一边散步，一边按摩腹部。这是我国的传统保健法，适用于高血压合并有消化不良、慢性腹泻的患者。

（4）摆臂散步

步行时两臂用力向前后摆动，可以增进肩部和胸廓的活动，适用于治疗高血压合并有呼吸系统慢性疾病的患者。

（5）定量步行

又称"医疗步行"，是指在坡地上和平地上散步。例如，在坡度小于 3°的斜坡路上行走 2 千米，或者在坡度为 3°～ 5°的斜坡上散步 15 分钟。这类定量步行运动适用于治疗高血压合并肥胖症的患者或者高血压合并冠心病的患者。

（四）散步的注意事项

（1）散步时不宜穿皮鞋和高跟鞋。

(2) 如果是饭后散步，最好在进餐 30 分钟后进行。

(3) 合并心、脑、肾病变的高血压患者不宜选择快速散步。

(4) 世界卫生组织认为，最好的运动是步行，特别提醒心脑血管病患者，步行运动要注意"三五七"。

"三"是指每天要步行 3000 米以上，且保证 30 分钟，并坚持做到有恒、有度，过分激烈的运动对身体不利。

"五"是指一星期要运动五次以上。

"七"是指运动后心率＋年龄＝170。例如：50 岁的人，运动后心率达到 120 次（当然，身体极好者可达到 190 次；身体不好者不要超过 150 次）。这样中等量的运动能保持有氧代谢，运动量过大，心率过快，会变成无氧代谢，不利于身体健康。

八、游泳运动

游泳运动是所有运动项目中对身体各个部位的锻炼最为全面的运动形式，它能全面提高人的心肺功能，有效地缓解大脑的紧张程度，有预防和治疗高血压的作用，是一种防治高血压的有效的自然疗法。

（一）游泳的适应证与禁忌证

一般来讲，1 级原发性高血压的患者，症状并不严重，若发病前又是游泳爱好者的，是可以游泳的。即使不会游泳的人，也应当学习游泳，以利病情康复。但由于游泳运动量比较大，所以，每次游泳的时间不宜过长。

对于合并有心、脑血管疾病者（例如高血压病 2 级、3 级患者），以及新发现的高血压患者，如果症状比较明显时，最好不要游泳，以免发生脑卒中等危险。

　　另外，对于年老体弱或者合并有精神病、癫痫、肺结核等疾病者不宜游泳。

　　对于继发性高血压患者，在原发疾病未治愈前不宜游泳。

（二）游泳的作用

　　游泳运动可以加快人体内胆固醇的分解，减少胆固醇在血管壁的沉积，对中老年人的高血压、心肌梗死、脑动脉硬化、心绞痛等疾病具有良好的辅助治疗作用。

　　游泳时水对身体各个部位的拍打、震动是一种很好的按摩方式；水的低温是一种自然的冷水浴；水的压力对人胸部是一种很好的锻炼方式，能够提高人的呼吸功能，改善肺组织的弹性和人体新陈代谢能力，增强人体免疫功能。

　　游泳能消耗体内大量的热能，加强心肌收缩力，提高人的心肺功能，加速全身的血液循环，增加冠状动脉的血流量，具有一定的强心和降压功效。

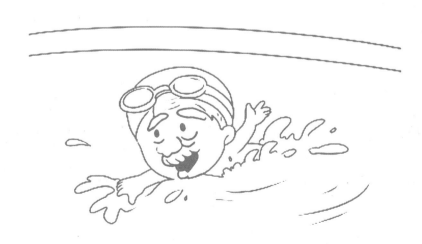

（三）游泳的注意事项

（1）对于老年高血压患者，可以先在水中学会仰体漂浮，后再学会漂游。漂游 20 ~ 30 米，仰游 30 ~ 40 米，共 2 ~ 3 次，中途可以休息 4 ~ 5 分钟，并且注意要在亲友的保护和陪伴下进行。

（2）游泳前做好准备活动，用冷水擦浴，做徒手操、肢体伸展运动，使肌肉和关节活动开，防止受伤及意外事件的发生。

（3）游泳的时间不要超过 1 小时。一般在水中停留 30 ~ 60 分钟为宜。

（4）游泳的速度要适中。游泳速度不要过快，也不要过猛。

九、甩手运动

甩手是一种十分简易的锻炼方法，对于中老年人、体弱者非常适宜，它有利于活跃人体生理功能，行气活血，疏通经络，从而增强体质，提高机体抗病能力。高血压患者也比较适宜做甩手运动。

（1）姿势

双腿站直，全身肌肉尽量放松，两臂自然下垂，双脚分开与肩同宽，双肩下沉，掌心向内，眼睛平视前方。

（2）动作

按上述姿势站立，全身放松 2 分钟后，双臂开始前摆，摆动幅度以拇指不超过脐部为宜，返回来，以小指外缘不超过臀部为限，如此来回摆动。甩手后保持站立姿势 2 分钟，做些轻松的活动。

十、太极运动

太极拳运动，又叫太极拳疗法，是我国特有的一种武术健身项

目，也是一种传统的体育健身运
动，还是一种行之有效的防治高
血压的自然疗法。

太极运动简单易学、动作缓
和、呼吸自然，不受时间、地点
的限制，对于防治中老年高血压
有显著疗效，因此深受广大高血
压患者的欢迎。

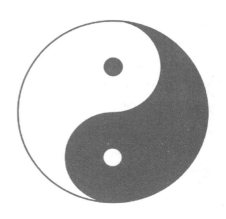

（一）运动特点

太极拳运动具有动静结合，内外协调，上下相随，神形相济，
连绵不断，身步自然运转的特点。太极拳如行云流水般的动作，具
有左右衔接，上下相通，手足互应，流畅连贯等特点，可以增强中
枢神经系统的调节作用。太极拳中包含着许多平衡性和协调性的练
习，属于平衡动作。高血压患者，尤其老年高血压患者动作的平衡
性与协调性较差，练习打太极拳有助于改善高血压患者这方面的
功能。

另外，中医认为，动为阳，静为阴，打太极拳时动作连贯，动
静交融，能使体内阴阳协调，相互增长，上下相随，内外协调，能
使人体各种脏器、各种组织相互协调，有益于人的身心健康。

（二）降压机制

太极拳运动的动作稳定，姿势放松，运动量适中，因此，非常
适合治疗高血压1级、2级的患者以及高血压合并冠心病的患者。

太极拳运动强调"意""气""形"三者合一。现代医学研究发
现，太极拳运动可以使人肌肉放松，血液循环加快，心脏负担减轻，
心脏射血功能增强，血管松弛，从而促使血压降低。因此，太极拳

运动在防治高血压的自然疗法中占有重要地位。

有学者研究观察报道，高血压患者在打完一套太极拳之后，收缩压可以降低 1.3 ～ 2.0 千帕（10 ～ 15 毫米汞柱）。还有学者观察报道，对经过药物治疗 4 周后舒张压仍然高于 12.8 千帕（96 毫米汞柱）的 42 例高血压病患者，在药物治疗的基础上，进行太极拳运动 1 年后，患者头痛、头晕等自觉症状明显改善者达 80%，降压总有效率为 64.2%，显效率 [指舒张压降低大于 2.7 千帕（20.40 毫米汞柱者）] 为 2.14%。

（三）康复作用

现代医学研究证明，太极拳运动在高血压患者自然康复过程中有以下三点重要作用：

（1）太极拳运动包含着许多平衡性练习，可以改善高血压患者的平衡性和协调性。

（2）太极拳运动动作柔和、姿势放松、节奏舒缓。身心放松能反射性地引起血管放松，促使血压降低。

（3）打太极拳时用意念引导动作，思想集中，心境宁静，有助于消除高血压患者心神恍惚和对刺激反应过度的症状。

（四）太极拳招式

下面介绍太极拳招式中的几式，供高血压患者参考、练习。

1. 海底捞针

（1）身体重心移在右腿上，右手向下转后上摆置头的右侧，手心向左，指尖向前；左手向前下伸，手心向下，手指向前，高于胸，眼瞧左手。

（2）上体下蹲，右手向前下伸，手指向前下，手心向左，与膝平；

左手收至左膝外侧，手心向下，手指向前，眼瞧右手。

2. 白鹤亮翅

（1）上体稍直，微向左转，右手收抱腹前，手心向上，左手外摆，手心向下，眼瞧左手。

（2）右脚稍向前移，左脚继之前移成左高虚步，同时左右手分别向左下右上分开，右手摆至头的右上方，手心向左后方，左手摆至髋侧，手心向下，眼向前平视。

3. 高探马

（1）右脚跟向前移成左高虎步，右手手心转向下，沿右耳向前伸出，手心朝下，手指向前上。

（2）左手收至腹前，手心朝上，眼看右手。

4. 手挥琵琶

（1）右脚前移半步，身体重心移于右腿上，右手稍向后下收，左手稍向前上伸。

（2）左脚稍前移，跷起脚尖，左手向前上伸，手心向右，手指高平口；右手收至左肘内侧，手心向左，眼看左手。

5. 双峰贯耳

（1）右脚收回，屈膝平举，身体随之稍向右转，左手外摆，手心向后，与肩平，眼看右手。右脚向前落成右弓步，同时两手撒至两肋。

（2）然后握拳分向左右绕弧转前，两拳相对，与耳平齐，手心斜向外下，眼看两拳。

6. 闪通臂

（1）左脚微向上提，右手微向上提，左手微向下压，眼看左手。

（2）左脚前落成左弓步，同时右手向上架起，手心向右上，高举过头顶；左手向前推出，手指向上，与肩平齐，眼看左手。

以上适合高血压Ⅰ、Ⅱ期的患者，以及高血压病合并冠心病的患者练习。

（五）太极拳运动的注意事项

（1）练习地点应当选择在空气清新、环境安静的场所，避免在严寒、酷暑及噪声刺激场地练习。

（2）练习时全身肌肉要放松，用意念不用力量，动作圆润而不僵硬、协调而不呆板、松腰松胯而不松懈，则轻便自如。

（3）练习时呼吸应当均匀、自然，以自由呼吸为主；以腹式呼吸与动作自然配合。呼吸均匀、自然，有利于气沉丹田。

（4）练习者要持之以恒、勤学苦练。全身心地投入，思想集中，排除杂念，用意念支配动作，意到气到，气到功到。

（六）太极拳运动要领

进行太极拳运动疗法防治高血压时应当牢记、领会、掌握以下9大要领：

（1）心境要静

练习太极拳，首先要做到心境安静。从思想上排除各种私心杂念，无欲则刚。无思无虑，全神贯注，专心练拳。达到古人所说的"心静""神静"状态。

（2）呼吸自然

呼吸应该均匀、自然。一般来说，吸气时动作为开、提、收；呼气时动作为合、沉、伸，避免屏息。呼吸自然、均匀，有利于气沉丹田。

（3）身体放松

在练拳过程中必须做到身体放松，精神放松，动作协调，轻盈自如，躯体不得僵直板滞。上要沉肩坠肘，下要松腰松胯。

（4）含胸拔背

含胸指胸部略微内收而不挺直；拔背指脊背的伸展，能含胸自能拔背，使气沉丹田。

（5）腰为中轴

练太极拳的各种动作，必须以腰为中轴，腰部应该始终保持中正直立，虚实变化均以腰部为轴心进行转动。所以练拳中腰部要保持正直、放松。

（6）以意导体

太极拳运动的各种动作必须在意念的引导下进行，即在大脑支配下练拳。用意念引导动作、用意念引导呼吸、用意念引导精气（神气）。

（7）连绵自如

整套太极拳运动动作应当连绵不断、轻柔自然，由脚而腿到腰，要手随足运，足随手运，一气呵成。做到意到、眼到、身到、手到、步到。一个动作的结束，恰好是下一个动作的开始，似行云流水，连绵不断。

（8）周身协调

在练拳过程中要尽量使上肢、下肢、躯体各部位协调运转。身架高低要始终如一，在"起势"时便要决定高、中、低，各种动作要上下相随，前后呼应，一动百动，周身协调，速度均匀。

（9）分清虚实

初练太极拳的主要步法应分清虚实。例如，全身重心坐于右腿，则右腿为实，左腿为虚。练拳时，左虚则右实，右虚则左实，分清虚实，才能步履稳健，转动灵活。

十一、五禽戏

高血压患者可以根据自己的病情和体质，选择五禽戏（是指模仿虎、熊、猿、鹿、鸟五种禽兽的动作）全套动作反复练习，也可选择五禽戏中的一种或多种动作反复练习。每日可锻炼 4 ～ 5 次，每次 10 分钟。下面介绍五禽戏的具体动作，以备高血压患者参考、练习。

1. 熊戏

（1）全身放松，自然站立，两脚分开与肩同宽，两臂在体侧自然下垂，意念集中于神阙穴（即肚脐）。

（2）屈右膝，左脚向左前迈出半步，身体稍微左转，右肩向前下晃动；手臂随之下沉，左肩稍微向后外舒展，肘稍屈，左臂向上抬；然后收左脚，屈左膝，右脚向右前迈出半步，身体稍微右转，左肩向前下晃动，手臂随之下沉，右肩稍微向后外舒展，肘稍屈，右臂向上抬。

2. 虎戏

（1）自然站立，左脚向左跨步，双手抬起屈于肩前，呈虎爪形，掌心向前，距肩一拳。

（2）双腿不动，双掌向上、向前划弧形挥出并下压，上体前俯，作捕食状。

3. 猿戏

（1）自然站立，两脚分开与肩同宽，两掌上提至胸前，两肩上耸，收腹提肛，头向左转，目随头动，视身体左侧。

（2）方向相反，动作相同，再做一遍。

4. 鹿戏

（1）自然站立，左腿起步踢出，上体前倾，脚掌距地一拳，右腿微屈，成剪子步；右臂前伸，腕部弯曲，手呈鹿蹄形，指尖下垂与头平；左臂于后，距腰一拳，指尖向上，眼为斜视。

（2）方向相反，动作相同，再做一遍。

5. 鸟戏

（1）两脚平行站立，两臂自然下垂，左脚向前迈进一步，右脚随之跟进半步，右脚尖点地，同时两臂慢慢从身前抬起，掌心向上，与肩平时两臂向左右侧方举起，随之深吸气；左臂自左侧方下落，掌心向下，右臂上抬高过头，掌心向上，随之深呼气。换方向再做一次。

（2）右腿伸直站立，左腿屈膝提起，小腿自然下垂，脚尖朝下，同时，两臂成展翅状，在身体两侧平举向上，稍高于肩，掌心向下，目视前方。换方向再做一次。

十二、八段锦

古人有许多健身方法，八段锦乃是常见的一种。因它共有八个主要动作，故谓之"八段锦"。用此法健身不需特殊的场地和设备，运动量可大可小，动作简单易学，很适合老年人。

经常做八段锦，不仅能柔筋健骨、养气壮力，还可行气活血、协调五脏六腑功能，男女老幼皆可锻炼。现代研究也已证实，这套功法能改善神经体液调节功能，加强血液循环，对腹腔脏器有柔和的按摩作用，对神经系统、心血管系统、消化系统、呼吸系统及运动器官都有良好的调节作用，是一种较好的体育运动。

下面简介其动作要点。

◆ 第一段　双手托天理三焦

预备姿势：自然站立，两脚平行分开，与肩同宽。两臂自然下垂，眼看前方。

步骤：两臂慢慢自左右侧向上高举过头，十指交叉翻掌，掌心向上，两足跟提起，离地一寸；两肘用力挺直，两掌用力上托，两足跟再尽量上提，维持这种姿势片刻；两手十指分开，两臂从左右两侧慢慢降下，两足跟仍提起；两足跟轻轻落地，还原到预备姿势。

要求：上撑动作要有"托天"之意，两手向上相交叉时吸气，翻拿上托时呼气；叉手下降至头顶时吸气，分手下垂还原时呼气。

◆ 第二段　左右开弓似射雕

步骤：双腿成骑马蹲裆势，双臂平伸由左右侧分别前旋对（击）掌，随后右肘弯曲，右手握拳于胸前，左臂向左平伸，左手握拳，拇指直立向上，目视拇指尖端，双臂成拉弓状。然后两臂平伸，仍由左右侧分别前旋于胸前击掌，再左臂弯曲右臂向右侧平伸成拉弓状。如此反复 10 ～ 15 次。

要求：要模仿拉弓射箭的姿势，开弓时两手用力缓缓撑拉，回收时亦似撑着弓弦缓缓放松。以吸气配合开弓，以呼气配合收回。

◆ 第三段　调理脾胃单举手

步骤：并步直立，两手屈肘抬至胸前，手心向下，左手内旋上举至头顶上方，手心向下，眼看上举之手；同时右手下按至右胯侧，手心向下，此谓"左举手"。然后，左手落下，右手抬起，双手平至胸前，再右手上举至头顶上方，左手下按至左胯侧，做"右举手"。

要求：以呼气配合上举下按，以吸气配合两手平至胸前，如此反复数遍，回复至预备势。

◆ 第四段　五劳七伤往后瞧

步骤：自然站立，两臂自然下垂。慢慢向右转头，眼看后方，复原，成直立姿势；再慢慢向左转，眼看后方，复原。

要求：头部转动时，保持两足趾抓地，头微上仰，肢体正直不动。以呼气配合转头后瞧，以吸气配合转头复原，如此左右转动往后瞧，反复数遍。

◆ 第五段　摇头摆尾去心火

步骤：双脚平行站立比肩稍宽成骑马蹲裆势，然后，头和上身向左前方倾斜，臀部向右后方坐；右腿前弓屈膝，左腿向左前方伸直；左臂伸直使左手指达左足尖部，右肘弯曲向右上方成拉弓状。然后变换方位，头和上身向右前倾斜，臀部向左后方坐，右腿向右前方伸直。伸展右臂使手指达右脚尖部，左肘弯曲向左上方成拉弓状。如此反复，使臀左右摇摆，四肢左右伸屈各 10 ～ 15 次。

要求：摆摇之时，两脚趾抓地，脚掌踏实，勿上下起伏。

◆ 第六段　两手攀足固肾腰

步骤：上身后仰，同时两手手心自然贴身后移。上身再慢慢前屈弯腰，同时两手虎口张开朝下，手心贴大腿后侧随弯腰动作而下移至脚跟（或移至本人所能达到的极限），抓握住保持片刻，再起身直立垂臂。

要求：动作要缓慢，全身要放松，攀脚时必须直膝，以吸气配合后仰，以呼气配合前屈弯腰，反复数遍，恢复至预备势。

◆ 第七段　攒拳怒目增气力

步骤：两腿开立，屈膝成骑马势，两手握拳放在腰旁，拳心向上。右拳向前方缓缓用力击出，臂随而伸直，同时左拳用力紧握，左肘向后挺，两眼睁大，向前虎视。

要求：练习时做到头、肩、臂、膝、脚平正，动作刚劲矫健。年老体弱者蹬跳不便，可用左脚向左横开一步成马步。

◆ 第八段　背后七颠百病消

步骤：取立正姿势，两臂自然下垂使肌肉放松，连续做提踵（脚后跟）运动，随即恢复原位。提踵运动数次，使全身肌肉充分放松，呼吸平和。这是八段锦的最后整理运动。

要求：以吸气配合提脚跟，以呼气配合落脚跟，颠动身体，使全身放松，最后脚跟落地，直立垂臂收功。

以上各段动作一般做 4 ～ 20 次，每天可练整套动作 1 ～ 2 次。当然，也可根据自身体质和病情的不同，选择其中的某一段或某几段进行练习。

十三、易筋经

易筋经是我国民间广为流传的一种运动健身方法，它是仿效古代劳动人民舂米、载运、进仓、收囤等多种姿势演化而来的。

易筋经具有动静结合、刚柔相济的特点，坚持经常练习，可强壮筋骨、促进血液循环、改善脏腑功能等，对高血压病等慢性疾病有辅助治疗功效。易筋经有十式、十二式之分，下面介绍十二式易筋经的操作步骤。

（1）捣杵舂粮

预备姿势：自然站立，两脚分开，与肩同宽，两臂自然下垂于体侧，两眼平视前方，全身放松，调匀呼吸。

操作步骤：

①两臂由体侧缓缓抬至胸前，两肘内屈，立掌，掌心相对（相距 6～7 厘米），指尖向上，屈腕合掌，手形如拱。

②吸气时，用暗劲使掌根内挤（用暗劲，是指形体姿势不变，而肌肉用力紧张起来），指向外翘；呼气时，放松。此动作可反复做 8～10 次，多至 20 次。

（2）扁担挑粮

预备姿势：自然站立，两脚分开，与肩同宽，两臂自然下垂于体侧，全身放松，调匀呼吸，意念集中于脐内（神阙）。

操作步骤：

①两臂经胸前徐徐外展至侧平举，立掌，掌心向外。

②每吸气时，两臂用暗劲后挺，胸部扩张，以脚趾抓地；每呼气时，两掌用暗劲向外撑，指尖内翘，脚跟微微提起离地。此动作可反复操作 8～20 次。

（3）扬风净粮

预备姿势：立正，两脚跟并拢，两臂自然下垂，双手掌心紧贴腿旁。

操作步骤：

①两脚分开，与肩同宽，两臂自体侧缓缓上举，于头顶上方，掌心向上，臂肘挺直，两手托天，舌抵上腭，牙关紧咬，全身伸展。

②吸气时，两手用暗劲尽力上托，两脚用暗劲尽力下蹬。每呼

气时，全身放松，两掌向前下翻，手臂肌肉慢慢放松。此动作可反复操作 8 ～ 20 次。

(4) 换肩扛粮

预备姿势：自然站立，两脚分开，与肩同宽，两臂自然下垂于体侧。

操作步骤：

①两臂徐徐外展至侧平举，掌心向下；之后，右手再缓缓上举伸直，掌心向下，五指并拢，指尖向内，两目仰视右掌心，左臂同时缓缓放下，屈肘于背后，以手背贴于腰部。每吸气时，用暗劲头往上顶，肩后挺，呼气时全身放松。此动作可连续做 5 ～ 10 次。

②此后，两手交换，即左手上举、右臂后屈，按前述动作要求再做 5 ～ 10 次。

(5) 推袋垛粮

预备姿势：自然站立，两脚分开，比肩稍窄，两臂自然下垂于体侧，全身放松。

操作步骤：

①两臂屈肘于胸旁，缓缓向前推出，至两臂前平举，立掌，掌心向前，全身挺直，两眼平视前方。

②吸气时，两掌用力前推，手指后翘；呼气时，臂掌放松。此动作可连续做 8 ～ 20 次。

(6) 牵牛拉粮

预备姿势：自然站立，两脚分开，与肩同宽，两臂自然下垂于体侧，调匀呼吸。

操作步骤：

①右脚向前跨一步，屈膝，左腿蹬直，成右弓步；双手握拳，右臂屈肘，右拳举至前上方，高出肩，左拳斜垂于身后。每吸气时，

两拳紧握内收，呼气时放松复原。此动作可连续做 5 ～ 10 次。

②之后，左右易位，按上法随呼吸可再做 5 ～ 10 次。

（7）背牵运粮

预备姿势：自然站立，两脚分开，比肩稍宽，要手握拳于腰间，全身放松。

操作步骤：

①两拳变掌，左前臂向后屈，手背紧贴背胸椎，指尖尽量向上背；右手由右肩上后伸，如牵拉绳子一样去拉上背左手手指，同时脚趾抓地，身体略前倾。每当吸气时，两手拉紧（如两手指不能拉在一起，可尽量靠拢），呼气时放松。此动作可连续做 5 ～ 10 次。

②之后，左右易位，目口左手在上，右手在下，按上述动作要求再做 5 ～ 10 次。

（8）盘箩卸粮

预备姿势：立正，两脚跟并拢，两臂自然下垂于体侧，全身放松，调匀呼吸。

操作步骤：

①左脚向左横跨一大步，两脚开立，略比肩宽，同时两臂侧平举，掌心向上；之后，两腿屈膝下蹲成马步，上身挺直，两肘屈曲，两前臂向前外方水平伸出，掌心向上，如捧重物，以此姿势稍停片刻后，两手翻掌向下，虎口向前，如搬放重物，然后两腿慢慢伸直，左脚再收回并拢。

②捧物时，手用暗劲上托，尽量吸气；放物时，放松呼气。此动作可重复做 5 ～ 10 次。

（9）围芡囤粮

预备姿势：立正，两脚跟并拢，两手握拳于腰间，全身放松，调匀呼吸。

操作步骤：

①右臂伸向左前方，右拳变掌伸出后变成五指捏成钩手，上体左转；然后，身体前弯，同时右手在腰带下向右划平圆，似做围粮荚的动作，手划近胸部时，上体伸直，吸气；划到前方时，上体前弯，呼气。此动作可重复做4～5次。

②接着，右手收回握拳于腰间，左手向右前方伸出，五指捏成钩手，上体右转，然后身体前弯，同时左手在腰带下向左划平圆，动作要求同前述，可连做4～5次。

(10) 扑地护粮

预备姿势：自然站立，两脚分开，与肩同宽，两臂自然下垂于体侧，两眼平视，全身放松。

操作步骤：

①右脚前跨一大步，屈膝，左腿蹬直成右弓步，上体前倾，双手五指撑地，成俯卧撑姿势，头微抬，眼看前下方。每吸气时，两臂伸直，上体抬高；每呼气时，两肘屈曲，上体前倾，胸部下落。如此一吸一呼，两臂一伸一屈，上体一起一伏，可连续做5～10次。

②之后，换成左弓步，按上法可再做5～10次。

(11) 屈体捡粮

预备姿势：自然站立，两脚分开，与肩同宽，两臂自然下垂于体侧，调匀呼吸。

操作步骤：

①两臂由体侧同时上举，两手用力合抱头后部，手指贴枕后部，以两肘用力张开，手指敲脑后部若干次，然后配合呼吸做屈体动作。

②先呼气，同时俯身弯腰，头探于膝间做打躬状；吸气时，身体挺直。如此反复进行，可做8～20次。

（12）弓身收粮

预备姿势：立正，两脚跟并拢，两臂自然下垂于体侧，全身放松。

操作步骤：

①两脚开立，上体前屈，两臂下垂伸直，手心向上，用力下推，头稍上抬，稍停片刻，上体直立，两臂侧举。

②如此呼气时屈体，吸气时直立；屈体时脚跟稍稍提起，直立时着地。以上动作可重复做 8 ～ 20 次。

十四、降压操

降压操的基本原理是在"八段锦""易筋经"等传统运动保健法的基础上，吸收并运用现代体育疗法的科学原理而创编的。以下介绍一套简单易行、疗效可靠的降压操。

（1）全身伸展运动（重复做20下）

①脚跟抬起，一边吸气，一边向前伸直双臂然后向上举起，尽量伸展背部。

②放下脚跟，一边吐气，一边将双手自然下垂于体侧并放松。

③脚跟抬起，然后再吸气，放松手腕和全身，左右轻轻晃动身体。

④放下脚跟，一边吐气，一边将双手缓慢归位于身体两侧。

（2）踏步运动

前后交替摆动左右手臂，同时交替抬左右大腿，原地踏步。重复踏步 50 下。

（3）甩手脚运动

左脚单脚站立，摆动双手的同时甩动抬起的右脚，然后右脚单脚站立，摆动双手的同时甩动抬起的左脚。重复做 20 下。

（4）晃小腿运动

坐在一个有靠背的椅子上，背部靠在椅背上，双手抱紧大腿，双腿的膝盖以下部分放松，左右小腿依次抬起而后放下。重复做20下。

（5）半蹲起立运动

两腿半蹲，两臂向前平举，稍停片刻后再起立。重复做6～8下。

（6）贯气呼吸运动

①站立，两臂由体侧举至头顶，然后两手下落至头顶的百会穴，同时配合吸气。

②两手沿头及身体前面缓缓落下，同时配合呼气，并用意念将内气由上向下贯至脚底的涌泉穴。重复做8～10下。

以上六节动作，每节各练8次，每天练习2～3次。

第六章
中医外治疗法

一、按摩

（一）手部按摩

高血压患者发病的主要原因是情绪失调、饮食不合理以及肝肾功能损伤。因此，高血压患者可采用手部按摩的疗法来调补肝肾、改善脑部血液循环、降低血压。

【有效穴位】合谷、内关、神门、大陵、劳宫。

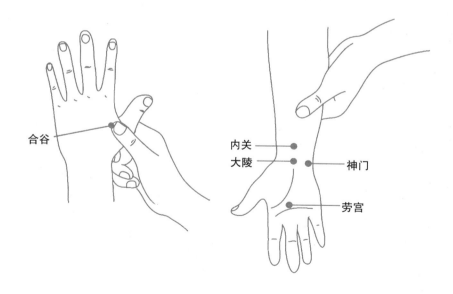

【按摩手法】在合谷、内关、神门、大陵、劳宫等穴位上点揉或

按揉各 100 次，力度适中。

（二）头部按摩

中医认为"头为诸阳之会"，人体 12 经脉和奇经八脉都汇聚于头部，而且头部有几十个穴位。正确的按摩和日常的一些良好习惯，对高血压患者可以起到意想不到的保健作用。

【有效穴位】

经穴与经外奇穴：百会、天柱、人迎、天鼎、神庭、攒竹、风池、阳白、率谷、人中、太阳、百劳、四神聪、风岩、印堂、桥弓等。

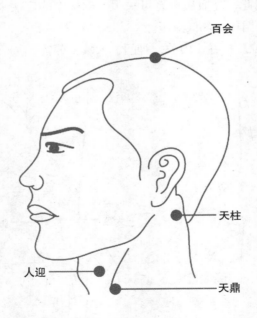

头穴：晕听区、感觉区、足运感区、生殖区、血管舒缩区、安神区、安宁区等。

面穴：首面穴、心穴、肝穴、肾穴等。

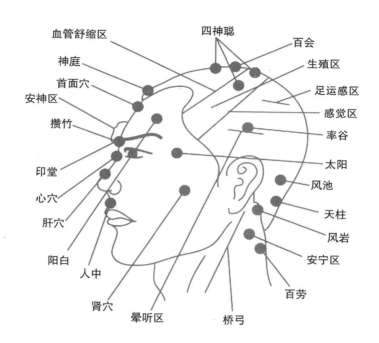

【按摩手法】

（1）按压百会穴 50 次，力度适中，以胀痛为宜。

（2）按揉颈部的天柱、人迎、天鼎各 50 ～ 100 次，力度以酸痛为宜。

（3）按揉风府、印堂、四神聪、百劳、风岩、人中各 30 ～ 50 次。

（4）按压首面穴、心穴、肾穴、肝穴各 50 ～ 100 次。

（5）按揉太阳穴 30 次，均向前按揉。

（6）双手拇指桡侧缘交替推印堂至神庭 30 ～ 50 次。

（7）用拇指指腹面向下直推桥弓，先左后右，各 10 ～ 20 次。

（8）用双手拇指指腹分推攒竹穴，经过阳白穴至两侧太阳穴 30 ～ 50 次。

（9）用拇指桡侧缘直推晕听区、感觉区、足运感区、血管舒缩区、生殖区、安宁区、安神区各 50 ～ 100 次。

（10）用中指指端叩击血管舒缩区、足运感区、生殖区各 30 ～ 50 次。

（11）拿捏风池穴 10 ～ 20 次，力度以酸痛为宜。

（12）用双手食指和拇指指端螺纹面着力，相对掐揉或捏揉两耳图中穴位；或用火柴棒头分别按压两耳图中穴位 3 分钟，频率为每分钟 75 次，力度以柔和为主。

头部自我按摩手法：

（1）拇指按压太阳穴

双手拇指指端着力，按压太阳穴，出现胀感后，维持 5 ～ 10 秒，再缓慢放松。

（2）四指按压前额

双手四指指端着力，按压前额，出现胀感后，维持 5 ～ 10 秒，稍上移再压，由下至上，反复 5 次。

（3）中指推揉太阳穴

双手中指指端着力，按住太阳穴，出现胀感后，推揉 5 ～ 10 秒，缓慢放松。

（4）中指按压风池穴

双手中指指端着力，按压风池穴，至出现胀感后，继续维持 5 ～ 10 秒后慢放，反复 5 次。

（5）四指搓擦双鬓

双手四指掌面着力，与头皮发生摩擦，来回上下均匀搓擦，使双颞部出现胀感、热感。

（6）四指搓擦枕部

头部稍偏，对侧四指着力，搓擦枕部头皮，由轻渐重，出现热感后，换手搓另一侧。

（7）五指梳头

双手五指指端用力，均匀梳头，逐渐由头中央向两侧移动，梳30 ~ 50 次。

（三）足部按摩

脚心属肾经涌泉穴的部位，手心属心包络经劳宫穴的部位，经常用手掌摩擦脚心，有健肾、理气、益智、交通心肾功效，使水火相济，心肾相交，能防治失眠、多梦等。对高血压病也有很好的疗效。

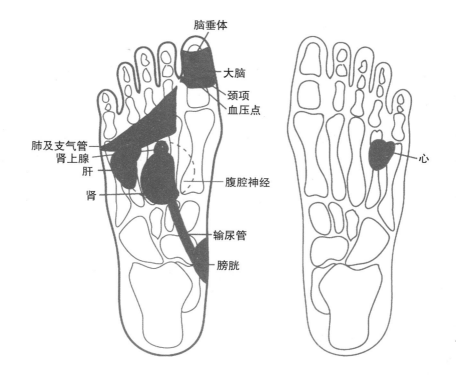

在进行足部反射区按摩时，应遵循先左脚、后右脚的顺序施治。

【反射区】大脑、垂体、颈项、肾、肾上腺、输尿管、膀胱、肝、肺、腹腔神经丛、心、血压点反射区。

【按摩手法】

(1) 单指叩拳按揉肾上腺、肾、膀胱、肝、颈项、心、大脑反射区，各3～5分钟。

(2) 单指叩拳由下向上推压输尿管反射区，肺反射区由内向外推压，各3～5分钟，力度适中。

(3) 点按血压点、脑垂体50次，力度以产生酸痛感为宜。

(4) 刮压腹腔神经丛反射区，3～5分钟。

（四）按摩降压的注意事项

通过按摩可以达到舒筋、健体、防治疾病、延年益寿的养生目的，是一种很好的保健治疗方法。高血压患者在按摩治疗时应该注意以下几点。

(1) 手法

对高血压病按摩要求熟练掌握常用手法的基本要领，动作准确、用力均匀、手法柔和，避免缓急不匀、轻重不均现象。初次进行手法时，应尽量采用轻手法，以后根据患者适应情况逐渐加大手法力量。

(2) 体位

按摩操作时应摆好患者体位，以患者舒适、不易疲劳、操作方便为宜，冬季注意保暖，避免受凉。个别患者按摩后第二天出现皮肤不适，说明手法过重，可改用轻手法。

(3) 时间

对高血压病的按摩要有一定的时间，每次按摩时间必须符合要求，每疗程按摩次数必须坚持进行，避免敷衍了事、任意缩短时间、减少次数，这些都会影响疗效。

二、耳穴疗法

耳穴疗法是以药物、磁粒、毫针、皮内针、艾灸、激光照射等，对耳郭穴位的刺激，达到防病治病的一种方法。高血压患者在服用降压药的同时，如配合耳压疗法将会起到很好的降压效果。

耳穴是指耳郭上一些特定的刺激点。主治高血压病的耳穴，主要位于耳轮部的耳尖及耳背部的降压沟，还可取肾上腺、心、神门穴。

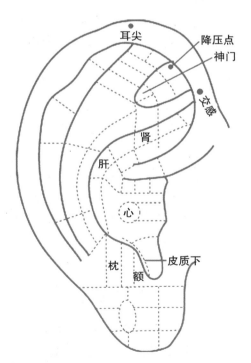

（一）操作方法

【取穴】

主穴：降压点、神门、心、肝、交感、耳尖。

配穴：枕、额、肾、皮质下。

【按压方法】根据病症选穴 5 ～ 7 个，用王不留行籽贴压耳穴。手法多用对压或直压强刺激手法。每次取一侧耳穴，2 ～ 3 天 1 换，10 次为 1 个疗程，疗程间休息 5 ～ 7 天。

（二）耳穴降压的注意事项

使用耳穴疗法后，多数高血压病患者局部有疼痛或热胀感，少数患者有酸、坠感，甚至有特殊的发凉、发麻、发热等感觉的放射传导。据临床经验，一般有这种感觉的降压效果较好，而感觉不明显者疗效较差，且高血压病采用针刺、电针、刺血法前宜休息 5 分钟后再施行治疗。

在使用耳针治疗时应注意以下几点：

（1）消毒应严密。使用耳针，必须对针具和皮肤严格消毒。因耳郭血液循环较差，如不严格消毒，感染后较难愈合，严重者可导致耳郭肿胀、耳软骨膜炎、软骨坏死等，造成不良后果，必须注意。

（2）伴有严重的心脏病者不宜采用耳针，更不宜给予强刺激。

（3）外耳有湿疹、溃疡、冻疮破溃等情况或伴有严重的器质性病变及严重贫血者禁用此疗法。

三、拔罐

拔罐是以罐为工具，利用燃烧、蒸汽、抽气等手段，使罐中形成负压，把罐吸附于需要拔罐的部位，产生温热、负压等刺激，造成局部充血、瘀血。操作简单，无明显不良反应和禁忌证。但若使用不当，较易造成皮肤烫伤或引起水疱、诱发感染等。

拔罐法适用于各种证型的高血压患者。

（一）操作方法

（1）闪火法

用镊子夹住纸卷或酒精棉球，点燃后在火罐内壁中段绕 1 ~ 2 圈，以减少罐内的氧气，然后迅速退出并及时将罐扣在需要拔罐的部位上，即可吸住。

（2）抽气法

将抽气罐紧扣在需要拔罐的部位上，用抽气筒将罐内的空气抽出，使之产生所需要的负压，即可吸住。

（3）水罐法

一般选用竹罐放在锅内加水煮沸，用镊子将竹罐口朝下夹出，甩去罐内沸水，趁热扣在需要拔罐的部位上，即可吸住。

（4）走罐法

一般用于面积较大、肌肉丰厚的部位，如腰背部、大腿等处。需选用罐口平滑较厚实且口径较大的玻璃罐，先在罐口涂一些润滑油脂或在走罐时所经的皮肤上涂抹润滑油脂，将罐吸好后，用手握住罐底，稍倾斜，即推动方向的后边着力，前边略提起，慢慢向前推动，这样在皮肤表面左右或上下来回推拉移动数次，以皮肤潮红为度。

（5）起罐法

一手扶住罐身，另一手的手指按压住罐口边的皮肤，将罐搬斜，使空气进入罐内，罐即自然脱落。

（二）常用的拔罐降压法

◆ **方法一**

【有效穴位】巨阙、膻中、心俞、膈俞。

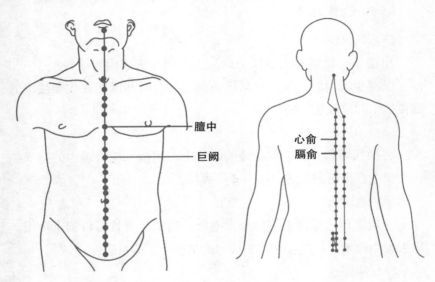

【操作方法】高血压患者取仰卧位，选择适宜口径的陶罐，用闪火法在巨阙穴、膻中穴拔罐 10 分钟；再让高血压患者取俯卧位，用闪火法在双侧心俞穴、双侧膈俞穴拔 10 分钟，隔天拔罐 1 次。10 天为 1 个疗程。具有通络止痛、活血化瘀的功效。

此法适宜于瘀血阻络型高血压患者。

◆ **方法二**

【有效穴位】心俞、肝俞、肾俞、气海俞、足三里、三阴交。

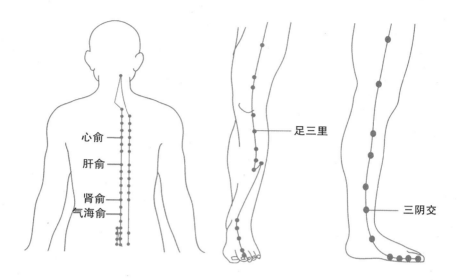

心俞

肝俞

肾俞
气海俞

足三里

三阴交

【操作方法】高血压患者取侧卧位，先用三棱针点刺同一侧的心俞、肝俞、肾俞、气海俞和足三里穴，然后取口径适宜的玻璃罐，用闪火法拔点刺穴 5 分钟；再让高血压患者取仰卧位，用闪火法在同一侧的三阴交穴拔罐。第二天采用同一方法拔身体另一侧的穴位，两侧穴位交替进行。具有温补肾阳、滋养肾阴的功效。

此法适宜于阴阳两虚型高血压患者。

◆ **方法三**

【有效穴位】丰隆、中脘、风池。

【操作方法】高血压患者取仰卧位，选择适宜口径的玻璃罐，用闪火法在丰隆穴和中脘穴拔 10 分钟；再让高血压患者取俯卧位，用闪火法在双侧的风池穴拔罐 10 分钟。每天拔罐 1 次，拔 5 次为 1 疗程。具有祛痰化浊、平肝降逆的功效。

此法适宜于痰浊中阻型高血压患者。

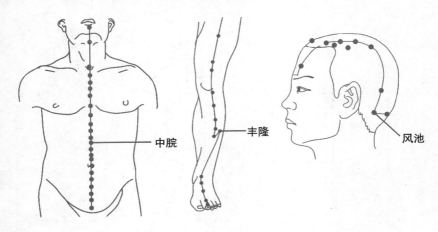

中脘　丰隆　风池

◆ **方法四**

【有效穴位】关元、气海、肾俞、命门。

【操作方法】高血压患者取仰卧位，用口径适合的陶罐，采用闪火法在关元、气海穴拔10分钟；患者再取俯卧位，采用闪火法在双侧肾俞穴和双侧命门穴拔罐，隔天1次。具有温补肾阳的功效。

此法适宜于肾阳不足型高血压患者。

（三）拔罐的注意事项

（1）严格消毒，尤其是针罐结合及刺络拔罐法更应注意。

（2）前1次拔罐部位的罐斑印未消退之前，不宜再在原处拔罐。拔罐以皮下组织丰富、肌肉丰满及毛发较少的部位为宜。

（3）拔罐数目多时，罐具间要保持一定的距离，不宜太近。拔罐时患者不要移动体位，以免罐具脱落。

（4）过饥、过饱、过渴或过度疲劳时不宜拔罐；有出血倾向者，或患有出血性疾病的高血压患者，禁止拔罐。

（5）皮肤有水肿、溃疡、过敏以及大血管相应部位不宜拔罐；常有损伤后出血不止和自发性出血的高血压患者不宜使用拔罐疗法。

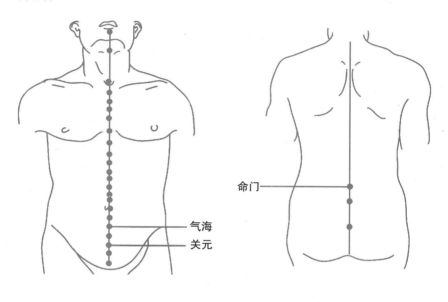

气海
关元

命门

四、刮痧

刮痧疗法是从推拿、针灸、拔罐、放血等疗法变化而来。它借助各种器具作用于人体的经络穴位等特定部位，进行刮、提、推、擦，这种良性刺激通过经络的传导作用，激发机体内部器官之间的相互协调，达到平衡阴阳，通畅气血，疏通经络，增强脏腑功能，扶正祛邪，治疗疾病，促使病体康复等目的。

现代科学研究证实，各种刮痧方法均可增强血液循环，改善微循环状况，改变血管紧张度，使血管扩张；并可调节神经功能，解除精神紧张，对循环中枢有一定的镇静作用。刮痧疗法所引起的局部瘀血是一种自体溶血现象。这种良性刺激过程，可以通过向心性神经作用于大脑皮质，继续起到调节大脑兴奋与抑制过程的平稳。临床使用表明，刮痧疗法对高血压病Ⅰ、Ⅱ期患者有良好的治疗效果。

刮痧疗法适用于高血压的治疗，每日或隔日1次，5次为1个疗程，间歇3日再予治疗，有明显降压作用。

（一）刮痧的具体方法

（1）被刮痧者取坐位或卧位，露出需要刮痧的部位，刮痧操作者用75%酒精棉球或干净毛巾蘸肥皂，将刮治部位擦拭干净。

（2）刮痧的操作者用右手拿取刮痧工具，蘸刮痧介质后在确定的体表部位，用适中的力量从内向外反复刮动或自上而下顺刮（忌来回刮），力量应逐渐加重，速度和力量应均匀，采用腕力。一般刮15～20次，约15分钟。

（3）刮治部位的皮肤出现紫红色斑块或斑点为度，以患者能耐受为原则。

（二）常用的刮痧降压方

【穴位选配】印堂、太阳、百会、风池、肩井、内关、足三里、三阴交、太冲。

【刮拭方法】

（1）手持刮板垂直往返刮拭头部百会穴，刮30次，以头皮发热为度。

（2）选择刮板的一角，从后颈部风池穴刮至肩井穴，以出痧为度。

（3）选择刮板的一角，倾斜按太阳、印堂、内关穴，做柔和的旋转动作各30次。

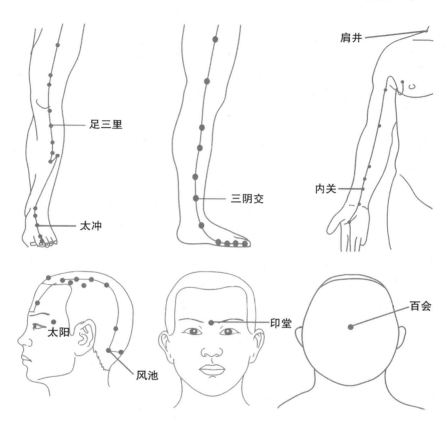

（4）刮拭足三里、三阴交穴，以出痧为度。

（5）选择刮板的一角，倾斜按太冲穴，按揉 30 次。

（三）刮痧的注意事项

（1）体位的选择

根据患者年龄、血压高低、病情轻重等来选择不同体位（如卧位、坐位）。尽量暴露治疗部位，先用毛巾擦洗局部皮肤，或用 75% 酒精棉球擦拭消毒。同时应注意保暖，避免受凉感冒。

（2）刮痧刺激量

根据患者年龄、病情和部位来掌握刮痧刺激量。刮治力量应适中、均匀，由轻渐重。避免忽轻忽重，要以能够耐受为度。

（3）刮痧顺序

刮痧时需顺一个方向刮，不能来回刮。刮治时要使用腕力，过轻没有疗效，过重则损伤皮肤，故用力要均匀，轻重适中，以刮出红色微紫斑痕为度。头部腧穴刮拭宜轻、浅、快。

（4）刮痧禁忌

对于重症高血压病患者及合并心、脑、肾疾病的高血压病患者极度疲劳或血压突然升高时忌用刮痧疗法。患者昏迷、意识不清或背部红肿，甚至有化脓或感染，形体消瘦者，不宜用刮痧疗法。

五、艾灸

艾灸是利用艾绒放置在体表的穴位上烧灼、温熨，借助灸火的热力以及艾叶药物的作用，通过经络、腧穴，起到温通血脉、扶正祛邪的作用，以达到防病治病、保健强身目的的一种中医外治方法。

（一）常用的艾灸方法

治疗高血压常用的艾灸方法主要有以下两种。

1. 艾炷灸

艾炷灸又分为直接灸和间接灸两种。

（1）直接灸就是把艾炷直接放在施灸部位点火。

（2）间接灸就是根据不同病情在艾炷与皮肤间放上姜、蒜、葱、盐、附子饼、胡椒等中介物质，使其产生不同效果的灸疗方法。例如，隔着盐灸，叫"隔盐灸"；隔着姜灸，叫"隔姜灸"。

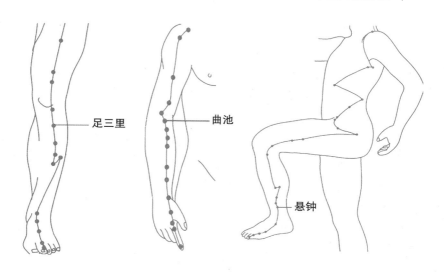

足三里

曲池

悬钟

2. 艾条灸

本法是利用艾条点燃后，熏烤腧穴或患处，通过温和热力来刺激皮肤，以达到治疗目的的一种治疗方法。艾条灸的具体操作方法分为温和灸与雀啄灸两种。

（1）温和灸

温和灸将艾条的一端点燃，对准施灸部位，距0.5～1.0寸进行熏灸，使患者局部有温热感而无灼痛，一般每穴灸3～5分钟，至皮肤稍红呈红晕为度。

（2）雀啄灸

雀啄灸艾条燃着一端，与施灸部位并不固定在一定的距离，而是像鸟雀啄食一样，一上一下活动地施灸。

（二）常用的艾灸降压方

在临床实践中，人们发现下列三种艾灸治疗方法的降压效果比较好，且方法简单。

（1）艾条温和灸

取足三里、曲池穴，每穴灸 10 ～ 15 分钟。每周灸 1 ～ 2 次，10 次为 1 个疗程，疗程之间间隔 1 ～ 2 个月，可以使血压平稳降低。

（2）艾炷瘢痕灸

取足三里、悬钟穴用中等艾炷，直接放在穴位上施灸，每穴 2 壮或 3 壮，灸后形成灸疮，产生无菌性化脓刺激，1 个月左右灸疮结痂脱落形成瘢痕，因此，叫艾炷瘢痕灸。用这种方法，不仅具有明显的降血压作用，而且还可以改善血液黏稠度及扩张小血管。

（3）艾炷隔姜灸

取双侧足三里、曲池穴，每穴每次灸 5 ～ 7 壮，艾炷如黄豆或枣核大，每天或隔天灸 1 次，5 ～ 7 次为 1 个疗程，疗程间休息 3 ～ 5 天。

（三）艾灸的注意事项

（1）施灸时要注意避免燃烧后的残灰掉落在皮肤上而导致烫伤。

（2）对于皮肤感觉迟钝的老年高血压患者，在用艾灸治疗过程中要不时用手指置于施灸部位，以测知患者局部的受热程度，便于随时调节施灸的距离，以避免烫伤皮肤。

六、敷贴

敷贴是常用的中医外治方法之一，也是一种安全有效、方法简便的自然疗法。它是以中医基本理论为指导，应用中药及其制剂敷贴在人体特定的体表部位，通过局部皮肤的吸收，发挥药物的治疗作用或通过对穴位、经络的刺激作用来达到治疗各种全身性疾病的一种治疗方法。如敷脐法和足敷法等。

（一）敷贴疗法的降压机制

敷贴疗法主要是通过局部穴位的刺激作用和外敷药通过肌肤毛孔吸收，发挥药物自身的治疗作用，疏通经络，调和气血，调整脏腑功能，达到治疗高血压病的目的。

敷贴疗法能调整脏腑功能，调和阴阳气血，可收到平肝息风、镇静安神、活血止痛、滋补肝肾、明目降压等治疗效果，不仅能改善高血压患者头晕头痛、急躁失眠等自觉症状，还能稳定和降低血压。

外敷药物对穴位的刺激，可改善局部血液循环，通过经络的传导作用以补虚泻实，促进阴阳平衡，增强机体抗病能力，也有助于降低血压和改善高血压患者的自觉症状。

（二）常用的敷贴降压方

1. 穴位敷贴降压方

◆ 方一

【取穴】涌泉。

【药物配方】桃仁、杏仁各 12 克，栀子 3 克，胡椒 7 粒，糯米 14 粒。

【具体方法】将上述药物捣烂，加 1 个鸡蛋清，调成糊状，分 3 次用。每晚睡前敷贴在涌泉穴，早上除去，每天 1 次，每次敷一只脚，两脚交替敷贴，6 次为 1 个疗程。

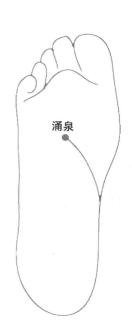

涌泉

◆ 方二

【取穴】心俞、肝俞、肾俞、关元。

【药物配方】白花蛇 3 条，蜈蚣 9 条，土鳖虫 6 只，地龙 9 克，蝉蜕 15 克，葛根 15 克，延胡索 6 克，三七 3 克，麝香 1 克，姜酊适量。

【具体方法】将上述药物除麝香、姜酊外研成细末。再将药粉用姜酊拌成膏，做成饼，直径约 2 厘米，厚约 5 毫米，药物中心放入少量麝香末，放在有纱布的塑料纸上。再将两侧心俞、肝俞、肾俞、关元用 75% 医用酒精棉球擦净，以便药力局部渗透和固定。然后将药饼分别敷在上述穴位上，用胶布固定。通常 1 ~ 2 天敷贴 1 次，10 次为 1 个疗程。

◆ 方三

【方剂组成】大臭牡丹、香油、桐油、丹参各 1000 克。

【制作方法】取大臭牡丹茎叶，干燥，用香油、桐油浸泡 2 ~ 7 天，煎 1 个小时，待药液泡沫散去，大臭牡丹茎叶焦枯时，滤去药渣，继续加温至药液沸腾，加入丹参细末，小火，不断搅拌，30 分钟后药液变为黑色时，取 1 滴滴入冷水里，成滴不散，即可停止加温，待稍冷却后涂在硬纸上，呈圆形，直径约 5 厘米，如硬币厚，即成大臭牡丹膏药。

【治疗方法】用时，以微温烘烤膏药至软，贴一侧曲池、足三里、血海穴。每 3 天换贴另一侧，连续贴 7 次。以后每月加强贴 2 次，每次间隔 5 天，坚持一年，可起降血压作用。

2. 敷脐降压方

◆ 方一

【方剂组成】吴茱萸 30 克，川芎 30 克，白芷 30 克。

【治疗方法】将上述药物混合研成细末，制成球状药丸，填入肚脐里，用手向下压紧，外以纱布盖住，用胶布固定。每天换药 1 次，10 天为 1 个疗程。

【功效】活血化瘀、降压止痛。

◆ 方二

【方剂组成】五倍子、米醋各适量。

【制作方法】将五倍子粉碎后研成细末，用适量米醋调成糊状，每晚睡前敷贴于双足底的涌泉穴上，盖上纱布，用胶布固定，第2天清晨起床后除去。

【功效】降压、降火。

◆ 方三

【方剂组成】生地黄、盐附子各30克，蛋清1个。

【制作方法】将生地黄和盐附子各30克捣烂混匀，用蛋清调成糊状，在每晚临睡前敷贴于双足底的涌泉穴，取纱布包扎，用胶布固定，第2天早晨去掉。

【功效】清热降压。

◆ 方四

【方剂组成】天南星3克，附子2克，米醋适量。

【制作方法】将3克天南星和2克附子一同研成细末，混合均匀，用适量的米醋调成糊状，敷于两足底的涌泉穴，取纱布包扎，用胶布固定，在每晚临睡前敷贴，第2天早晨去掉。

【功效】止痛降压、祛风散寒。

（三）敷贴的注意事项

（1）敷药前可用75%医用酒精做局部皮肤擦拭，以免发生感染。

（2）五官部位、肌腱和大血管处应慎敷或禁敷。

（3）敷药部位的皮肤有破损者不宜采用敷贴疗法。

（4）过敏体质或有皮肤过敏史的高血压患者应慎用敷贴疗法。

（5）在应用穴位敷药时，敷贴时间不宜过久，敷贴面积不宜过大，选取的穴位不宜过多，每个穴位的用药量宜少，避免一个穴位重复敷 10 次以上。

（6）敷穴后应避免游泳等体育活动。

七、足浴

足浴疗法是将适当的药液加入温水后泡足，药物透过皮肤、孔窍、腧穴等部位直接吸收，药力进入脉络后循经而上，可起到调气血、降血压的作用，是辅助治疗 Ⅰ、Ⅱ 期高血压病的简便疗法。

（一）足浴的操作方法

中药泡足时，药液温度保持在 40℃ 左右，太高或太低都不好，患者正坐，赤足在热药液中浸泡，水量应没过脚踝。用双足拇指相互摩擦，按压足部，也可同时摩擦双足的涌泉穴等穴位，每日浸泡洗足 2 次，每次 30 分钟左右。连续治疗 1 周，便能收效。

（二）常用的足浴验方

◆ 钩藤夏枯草液

【药物组成】钩藤 20 克，桑叶 15 克，菊花 20 克，夏枯草 30 克。

【用法】加水 2000 毫升煎煮取液，等温度适宜后足浴，每次 30 ~ 60 分钟，每日泡足 3 次。

【功效】平肝潜阳，清热安神。

◆ 豨莶草鬼针草液

【药物组成】豨莶草 200 克，鬼针草 100 克。

【用法】将豨莶草、鬼针草洗净，切碎，入锅，加水适量，煎煮
30 分钟，过滤取汁足浴。

【功效】降血压，利筋骨。

◆ 吴茱萸白芍液

【药物组成】吴茱萸 30 克，白芍 30 克，熟地黄 30 克，刺蒺藜
30 克，夏枯草 30 克，益母草子 15 克。

【用法】水煎后去渣取汁 200 毫升，以 1∶10 比例兑入热水中，
每日早晚泡脚，每次 30 分钟。

【功效】滋阴柔肝，平肝降逆。

◆ 臭梧桐液

【药物组成】臭梧桐嫩枝与叶 250 克。

【用法】将臭梧桐枝、叶在尚未开花时采收，切碎，入锅，加水
适量，煎煮 20 分钟，过滤取汁足浴。

【功效】降血压，祛风湿。

◆ 半夏生白术液

【药物组成】半夏 20 克，生白术 20 克，竹茹 20 克，石菖蒲
20 克。

【用法】加水 2000 毫升煎取药液，等温度适宜后足浴，每次
30 ~ 60 分钟，每日 3 次，每日 1 剂。

【功效】健脾祛湿，清热化痰。

◆ 吴茱萸丹参液

【药物组成】吴茱萸 15 克，川牛膝 15 克，丹参 30 克，桑枝
20 克。

【用法】上药水煎取汁 1500 毫升，倒入盆内，待药液稍降温，先用清洁毛巾蘸药液擦洗双脚数分钟，温度适宜后再将双脚浸泡在药液中 30 分钟，每日 1 ~ 2 次，每剂可用 2 次，洗后卧床休息 1 ~ 2 小时。

【功效】活血通络，降压。

◆ 钩藤液

【药物组成】钩藤 20 克，冰片少许。

【用法】将钩藤切碎，加冰片，入布包，放入盆内加温水浸泡备用。每日晨起和晚睡前各洗浴双足 1 次，每次 30 ~ 45 分钟，10 日为 1 个疗程。

【功效】疏风清肝，息风止痉。

◆ 桑叶芹菜液

【药物组成】桑叶、桑枝各 30 克，芹菜 50 克。

【用法】将上述药物加水 4000 毫升煎取药液，先熏足后浸足，每日 1 次，发作时每日 2 次，1 剂可用 2 ~ 3 次，10 天为 1 个疗程。

【功效】清肝降压。

◆ 钩藤明矾桑枝液

【药物组成】桑寄生、怀牛膝、茺蔚子、桑叶、菊花各 10 克，钩藤、明矾各 30 克，桑枝 20 克。

【用法】上药装入布袋，加水 4000 毫升煎取药液，先熏脚后温洗双足，每日 1 次，1 剂可用 2 ~ 3 次，一周为 1 个疗程，连续 4 个疗程，血压稳定后可改为 2 ~ 3 日熏泡脚 1 次。

【功效】平肝阳，益肝阴，降血压。

◆ 钩藤菊花夏枯草液

【药物组成】钩藤 20 克，桑叶 15 克，菊花 20 克，夏枯草 30 克。

【用法】上药加水 4000 毫升煎煮取液，先熏脚后温洗双足，每日 1 次，1 剂可用 2 ~ 3 次，10 天为 1 个疗程。

【功效】平肝潜阳，清热安神。

◆ 桑叶桑枝茺蔚子液

【药物组成】桑叶、桑枝各 20 克，茺蔚子 15 克。

【用法】上药加水 4000 毫升煎煮取液，先熏脚后温洗双足，每日 1 次，发作时每日 2 次，1 剂可用 2 ~ 3 次，10 天为 1 个疗程。

【功效】利尿降压。

◆ 地肤子蒲公英液

【药物组成】地肤子、蒲公英各 500 克，硫黄、雄黄各 50 克。

【用法】将药加水浸泡 10 ~ 15 分钟后水煎取汁，兑入温水中足浴，每日 1 ~ 2 次，每日 1 剂。

【功效】引热下行。

◆ 独活液

【药物组成】磁石、石决明、党参、黄芪、当归、桑枝、乌药、蔓荆子、白蒺藜、白芍、炒杜仲、牛膝各 6 克，独活 18 克。

【用法】将药水煎取汁泡脚 1 小时，每日 1 次，每剂药可用 2 ~ 3 次。

【功效】平肝潜阳。

◆ 罗布麻叶牡蛎液

【药物组成】罗布麻叶、牡蛎各 15 克，豨莶草、夜交藤、吴茱萸各 10 克。

【用法】将药水煎取汁足浴，每日 1 ~ 2 次，每次 10 ~ 15 分钟，每日 1 剂。

【功效】镇肝息风，滋阴潜阳，补脑安神。

◆ 白矾液

【药物组成】白矾 100 克。

【用法】将白矾研为细末，置于沸水中溶化，候温足浴，每次 30 ~ 60 分钟，每日 3 次（使用时须再加温），每日 1 剂。

【功效】清热化痰。

◆ 吴茱萸刺蒺藜液

【药物组成】吴茱萸 30 克，刺蒺藜 30 克，夏枯草、茺蔚子各 15 克。

【用法】将药水煎后去渣取汁 200 毫升，以 1：10 比例兑入温水中，每日早晚 2 次泡脚，每次 30 分钟，连续 1 ~ 2 周。

【功效】滋阴柔肝，平肝降逆。

◆ 桑叶桑枝芹菜液

【药物组成】桑叶、桑枝各 50 克，芹菜 100 克。

【用法】将药物加水煎煮，取汁约半脸盆，临睡前趁温足浴，浸至水冷为止，每日 1 次，每日 1 剂。

【功效】清热平肝。

◆ 夏枯草钩藤菊花液

【药物组成】夏枯草 30 克，钩藤、菊花各 20 克，桑叶 15 克。

【用法】将药水煎取汁足浴，每日 1 ~ 2 次，每次 10 ~ 15 分钟，每日 1 剂。

【功效】平肝潜阳，清热安神。

◆ 桑叶益母草液

【药物组成】桑叶、竹叶、当归、菊花、益母草各 100 克。

【用法】将药水煎 2 次，取汁去渣，放入浴盆中，倒入温水适量后足浴，每日 1 次，每次 1 剂。

【功效】清热通淋。

八、药枕

（一）药枕降压验方

（1）茶叶降压枕

将 2000 克浸泡过的茶叶渣（以绿茶和苦丁茶的茶叶渣为最佳）晒干，用纱布包裹并缝好，装入枕芯，制成药枕。具有平肝降压、清凉泻火的功效。

（2）食材降压枕

将 1000 克绿豆和 500 克黄豆分别晒干，粉碎成粗末，同晒干的 600 克芝麻混合均匀，用纱布包裹并缝好，装入枕芯中，制成药枕。具有清凉降压、益气养血的功效。

（3）麦皮绿豆枕

将 1800 克荞麦皮和 1500 克绿豆分别晒干，混匀后用纱布包裹缝好，装入枕芯，制成药枕。具有降压、清凉、平肝的功效。

（4）双叶降压枕

将等量的荷叶和桃树叶分别晒干，粉碎成粗末，混合均匀后用纱布包裹并缝好，做成薄型枕芯，使用时放在普通枕头的上面。具有活血化瘀、化痰降浊的功效。

(5) 地黄桑叶枕

将干地黄 500 克、桑叶 500 克、丹皮 200 克、巴戟天 100 克晒干，分别粉碎成粗末，混合均匀后用纱布包裹并缝好，装入枕芯，制成药枕。具有双补阴阳的功效。

(6) 清脑降压枕

将 300 克草决明、300 克白矾、200 克山楂核、200 克川芎、50 克白芷打碎，把 300 克荷叶剪碎，然后与 500 克杭菊花、200 克槐米、200 克青葙子混合装入棉布袋内即成。具有清热解毒、活血通络、降压降脂的功效。

(二) 药枕疗法的注意事项

(1) 对药物过敏的高血压患者应禁用药枕疗法。

(2) 药枕疗法只适宜于病情较轻的高血压患者，对重症的高血压患者来说，药枕只能作为辅助治疗手段。

(3) 高血压患者应根据自己的证型，在医生的指导下，选择适合自己的药枕。

(4) 药枕每天枕至少 6 小时以上且连续枕用 2～3 周后才能见效。

(5) 使用药枕后出现头痛头晕、恶心呕吐等症状者，可减少枕用时间或减少药枕内的药物用量。

(6) 在每次使用药枕之前，最好能喝一些温开水，同时白天适当增加饮水量。

(7) 冬天使用，可在药枕下放一个热水袋，以助药气。

第七章
常见并发症的防治措施

高血压患者由于动脉压持续升高，引起全身小动脉硬化，从而影响组织器官的血液供应，造成各种严重的并发症。在高血压的各种并发症中，以心、脑、肾的损害最为显著。

高血压并发症中，最需要紧急处理的是脑出血、蛛网膜下腔出血、脑梗死和心肌梗死。一般脑出血和蛛网膜下腔出血都是在没有任何证兆下突然发生的，立即正确处理，注注可以挽救生命。如果处理不及时会危及生命或遗留下后遗症。

一、脑出血

高血压是引起脑出血最常见的原因。在高血压患者中，约有 1/3 可发生脑出血，而在脑出血的患者中，有 93.1% 是有高血压病史的。高血压诱发的脑出血经常发生于 45～65 岁人群中，且男性发病略多于女性。脑出血的危险性随着血压值（包括收缩压、舒张压）的升高而增加。如果此时再突然出现精神紧张、情绪激动或体力活动增强，会使血压进一步增高，而当增高的血压超过血管可以承受的阈值时，就会导致血管破裂而引发脑出血。

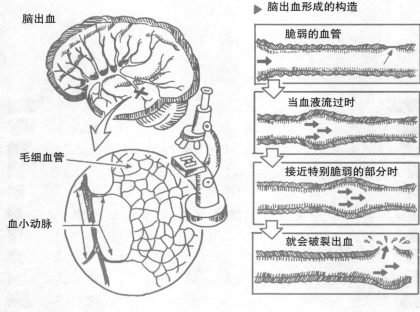

脑出血

毛细血管

血小动脉

▶ 脑出血形成的构造

脆弱的血管

当血液流过时

接近特别脆弱的部分时

就会破裂出血

（一）临床表现

脑出血的临床表现主要取决于出血的部位和出血量的多少。多为活动时发病，起病急，变化快，在数小时甚至数分钟内病情快速推进即达高峰。除有头痛、头晕、呕吐及嗜睡、昏迷、意识障碍外，还表现出病灶性神经症状，如一侧肢体偏瘫和（或）感觉异常，以及视觉、语言障碍和共济失调等。

定位和出血量的判断需借助于头颅 CT 或磁共振成像（MRI）检查。

（二）处理措施

（1）一旦出现脑出血，不要长途运送或过多搬动患者，以免加重出血。

（2）注意保持呼吸道畅通。

（3）及时清除口腔分泌物或呕吐物，适当吸氧。

（4）在发病后的 4 小时内，每小时测量一次血压和脉搏，观察一次瞳孔、呼吸、神志。

（5）以后的 8 小时内，每 2 小时测量一次血压。

（6）再过 8 小时后则每 4 小时测量一次血压，以便及时了解血压的变化情况，直到患者病情稳定为止。

（7）降低患者增高了的血压，是防止进一步出血的重要措施。但不宜将血压降得过低，以防供血不足。一般以血压维持在 150 ～ 160/90 ～ 100 毫米汞柱为宜。收缩压超过 200 毫米汞柱时，防止脑疝形成，是急性期处理的重要环节。

二、蛛网膜下腔出血

蛛网膜下腔出血是指血管破裂，血液直接进入蛛网膜下腔。通常蛛网膜下腔出血，是由颅内动脉瘤和脑动静脉畸形破裂而引发的。年轻人脑动、静脉畸形破裂与高血压没有关系，40 岁以上患颅内动脉瘤者会诱发高血压。

（一）临床表现

蛛网膜下腔出血的主要症状有突然剧烈头痛、恶心、呕吐等。出血量多会迅速丧失意识，不过也有发病一段时间后逐渐丧失意识的情况。

（二）处理措施

运用 CT 检查和血管造影，分情况进行手术治疗。通过手术完

高血压
家庭防治法

全控制再出血现象，预后较好。手术不完全仍遗留颅内动脉瘤和脑动脉畸形，通常还会有再出血的可能。

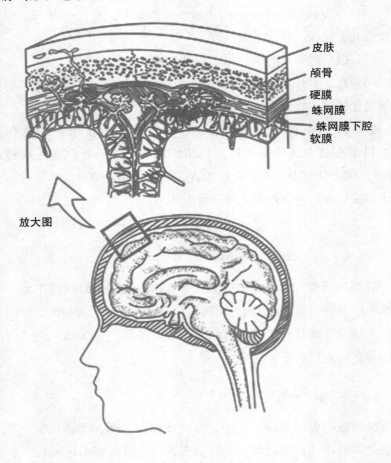

三、脑梗死

　　脑梗死又称缺血性脑卒中，是指由于脑部血液供应障碍，导致局限性脑组织的缺血、缺氧性坏死，约占全部脑卒中的80%。多数是在动脉粥样硬化基础上，大脑动脉血栓形成而引起的。血栓使动脉管腔持续性发生狭窄、闭塞，引起脑组织缺血、坏死。

脑血栓是导致脑梗死的主因，此外，其他部位栓子到达脑部发生栓塞而引起的脑栓塞，亦属缺血性中风范畴。高血压是动脉血栓性脑梗死（脑血栓形成）发生的主要危险因素。

（一）临床表现

脑梗死的症状有偏瘫、偏麻、偏身感觉障碍（俗称"三偏症状"）、失语等，这些症状有突发性的，也有缓慢发生的。通过CT检查、MRI检查和血管造影等，可查明引发梗死的部位和脑的状态。

短暂性脑缺血发作（TIA）亦属于脑卒中范畴，发作时的症状有短时间发生偏瘫、单侧肢体麻痹、失语、感觉障碍等。原因是短暂性供血不足，这是脑梗死的预兆，不可以轻视，要立即去医院就诊。因脑梗死后坏死脑组织不能恢复，多数患者留有后遗症。

（二）处理措施

（1）当家人发生脑血栓时，应让患者卧床休息，加强皮肤、口腔和呼吸道的清洁、畅通措施，加强排便和排尿的护理，防止各种并发症。

（2）发病24～48小时后仍不能独立进食者，应经鼻腔插入胃管鼻饲流质饮食。

（3）治疗应特别注意控制血压，要使其维持在患病前的水平。使用降压剂，但应预防血压过低导致的脑血流灌注量急剧减少，使病情恶化。

（4）必要时可加强补液或给予适当药物升高血压。增加脑血流量，改善血液循环，是急性期治疗的另一项重要措施。

（5）血液稀释疗法是当前较为有效的治疗方法之一，因为脑血流和血液黏稠度密切相关，而血液黏稠度又和红细胞浓度有关，血液稀释是通过移走红细胞以减低血液黏度，但不减低组织氧和葡萄糖的利用。常用低分子右旋糖酐（分子量 2 万～ 4 万）以普通速度每日静脉点滴 1000 毫升及其他液体 1000 毫升，持续 7 ～ 14 天。

四、心绞痛

高血压是冠心病或发生冠心病事件的危险因素，冠心病是冠状动脉粥样硬化性心脏病的简称，冠状动脉是向心肌输送氧和营养的动脉，由于动脉粥样硬化，冠状动脉内腔变窄，血管收缩异常，可导致供血不足。

心绞痛是冠心病中最常见的类型，常在活动、劳累或情绪波动、血压波动增高时发生。患有高血压，动脉粥样硬化加重，心脏负担也增大，容易引发心绞痛。

（一）临床表现

发病特征为前胸中部或上部疼痛，可波及左胸部，有手掌大小范围，甚至整个前胸，界限不很清楚，胸痛常为压迫发闷或紧缩感，也可有烧灼感，但不像针尖或刀扎样痛。表现为从胸部向左肩手腕发散式疼痛。

一般只有心绞痛发作时心电图才出现异常，所以要进行 24 小时监测检查和运动负荷心电图检查。行冠状动脉 CT 检查或心脏导管检查可明确冠状动脉的狭窄部位。

（二）处理措施

1. 心绞痛初次发作时

（1）如果感觉到胸部有束紧感说明心绞痛已经发作了，要泰然处之，不能紧张或恐惧，而应立即停止工作与运动，就地安静休息。一般几分钟后症状就能自行缓解或消失。

（2）心绞痛发作以后一定要去就诊，随身携带药品（硝酸甘油片）。

2. 心绞痛发作两次以上时

（1）服用硝酸甘油片能够在 1 ～ 3 分钟之内缓解症状。要注意的是：此药是靠含在舌下，使其有效成分通过舌下黏膜吸收入血而发挥作用的。所以心绞痛若发生急剧，可将药片咬碎，用舌头舔哑，使药物加速吸收。但是不能将药吞下，因其进入胃肠后效果反而大大降低。

（2）服药后 5 分钟内胸痛没有得到缓解，此时应该再服一片硝酸甘油片，如仍无缓解，反而更加严重或是发冷出汗，应立即与医生取得联系。

（3）心绞痛反复发作的高血压患者应该常备一个急救药盒，以备随时急用。

（三）正确识别心绞痛

（1）发病诱因

典型的心绞痛是突然发生的。一般在发病前并没有什么预兆，发作过后和间歇期间患者也没有什么异常的感觉。最常见的心绞痛多有某种诱发的原因，如身体劳累、情绪激动、饱餐、气候寒冷等，由于有人是因劳累过度而起的，所以叫劳力型心绞痛或负荷型心绞痛，即由于任何原因使心脏的负荷增多，引起心肌需氧量增多而相对地供血不足造成的。这种心绞痛在没有上述诱因时病情稳定，没有症状，所以也叫稳定型心绞痛。

（2）疼痛部位

心绞痛的最常见部位在胸部正中，即胸骨上中部的后面。当然，它可以位于整个左胸部的任何地方，通常向左上臂内侧、颈部及下颌的左侧、左肩胛下或上中腹部或双肩放射。有的甚至仅局限于这些特定部位。因此，有人会误认为是胃痛、肩背痛、上肢肌肉关节痛或是牙痛。另一方面，更不能把这些部位的疼痛都认为是心绞痛。仅以胸痛而言，皮肤上的带状疱疹、皮下的蜂窝组织炎、胸肌和肋骨病变、肋间神经痛、胸膜炎、心包炎及食管裂孔疝、胃痉挛、胆绞痛等均可引起类似的症状。只要请医生仔细检查，鉴别并不是很难。

（3）疼痛规律

同一患者心绞痛每次发作的诱因、发作的频繁程度，疼痛的部位、性质、历时及对药物的疗效反应等应大致相同。如果突然有了明显的改变，应请医生看看，当然也可能并不是心绞痛。

五、心肌梗死

心肌梗死是指在冠状动脉病变基础上，发生冠状动脉血流中断，使相应心肌严重而持久地急性缺血导致心肌坏死。

（一）临床表现

表现为严重持久的胸痛（而心绞痛发作持续时间仅为 5 ～ 10 分

钟，至多 30 分钟），可出现呼吸困难，服用硝酸甘油和硝酸异山梨酯已经没有效果。

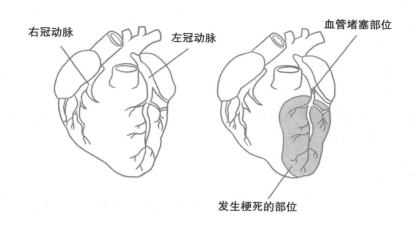

（二）处理措施

如果胸痛持续 15 分钟以上，有濒死感，要怀疑是否发生了心肌梗死，应立即联系救护车。

如果患者昏倒在地，应该立即进行急救。心脏骤停（没有脉搏）给予胸外心脏按压，以及人工呼吸。

1. 胸外心脏按压的方法

（1）使患者仰卧，平躺在地上或硬板床上，抢救者双手重叠，手掌根部与患者身体垂直。

（2）在患者胸骨中下部 1/3 处垂直按压，用力使胸部下降 4～5 厘米，频率约为 100 次／分。

2. 人工呼吸的方法

（1）捏紧鼻子，抬高下颌，嘴唇相贴，抢救者用嘴完全包裹患者嘴唇，中等力量吹气。

（2）人工呼吸时要捏紧患者的鼻子，以免漏气。

3. 心脏按压和人工呼吸同时进行

（1）一个人做 30 次心脏按压。

（2）然后另一个人做 2 次人工呼吸。二人反复进行心脏按压和人工呼吸的动作。

（三）高血压并发心肌梗死的先兆

凡突然出现下述症状，应警惕急性心肌梗死的发生。

痛	出现比以往频繁而又剧烈的心绞痛，或心绞痛发作持续时间长达 15 分钟以上
汗	心绞痛发作时大汗淋漓，皮肤湿冷
吐	心脏发生病变时刺激迷走神经，胃肠道反射性恶心、呕吐
白	心肌梗死发作时往往发生休克，所以面色苍白
咳	心肌梗死发生后，立即出现呼吸困难、咳嗽，并咳出粉红色泡沫状痰液
惊	痛时惊恐不安，特别是在口含硝酸甘油或其他抗心绞痛药物无效时，更感觉烦躁不安

六、心力衰竭

心力衰竭是高血压病的主要并发症，也是高血压病发展的结果之一。长期高血压累及心脏，其损害有两个方面：心肌肥厚及冠状动脉粥样硬化。早期由于心肌肥厚、心室舒张功能减退，后期由于心脏收缩功能减退、心脏扩大，发生心力衰竭。如果同时合并冠状动脉粥样硬化、心肌缺血，使心肌氧供失衡，从而进一步加重高血压病患者心脏收缩与舒张功能障碍，更易导致心力衰竭。

治疗高血压心力衰竭的主要目的是要控制动脉血压，减轻左室过度的压力负担；减轻心衰时过重的容量负荷；增加心排出量，减少脏器淤血，改善冠状动脉供血和心脏的收缩与舒张功能。

（一）临床表现

高血压患者的心力衰竭，通常称为左心收缩性功能衰竭，最突出的症状便是呼吸困难和全身乏力。

（1）呼吸困难

呼吸困难就是常说的气短或气急。最初往往只在劳累后有所不适，安静休息则无症状。这便是最轻的或1级心力衰竭。以后患者从事日常生活如平地散步、料理一般家务也感力不从心，心悸气促逐渐加重便发展为2～3级心衰了。当病情加重迫使患者不得不卧床休息，夜间常因气促必须端坐床头，甚至终日倚枕半坐以期缓解呼吸困难，便可诊断为4级心力衰竭，即最严重的心功能不全了。少数患者其间还可能突然发生严重气急，咳吐粉红色泡沫状血痰，胸闷、心悸，嘴唇发绀呈乌黑色，往往同时有血压急剧升高和濒临死亡的恐惧焦虑，这是最严重的急性左心衰竭或称急性肺水肿，如不及时救治，患者可在数小时内死亡。其发生的直接原因与血压骤然升高、急性心肌梗死、过度劳累或紧张以及静脉输注液体过快等有关。患者因左心室收缩功能急剧减退，肺脏大量淤血，不能进行正常的换气与通气，便出现这种危及生命的心力衰竭。

（2）全身乏力

心力衰竭的另一种主要症状便是全身疲软乏力。这是各器官组织供血与供氧不足的结果。脑组织对缺血缺氧更为敏感，因此患者常感头晕、头痛加重，记忆力减退；心脏缺血严重时，会引起胸闷、心悸和心跳加快，近半数患者可能有心律失常如期前收缩和心动过速等。如果胸闷频发，心电图发现有明显的心肌缺血，提示冠心病很可能同时存在了。

（二）治疗药物

在药物使用中，最好选择具有双向作用的抗高血压药物，既能有效地降压，又能治疗心衰，有一箭双雕之作用。最适合的药物如下：

（1）血管紧张素转化酶抑制药（ACEI）

这类药能明显改善左心室收缩功能、降低心脏射血压力，从而改善心衰症状，是目前能有效降低心衰患者致残率和死亡率的一线药物，临床上将其作为治疗高血压并发心力衰竭的首选药物。

（2）利尿药

如氢氯噻嗪，可使血容量减少，从而减轻心脏负担，使心功能得到改善，是治疗高血压病合并心衰的常用药物。

（3）β受体阻滞药

如美托洛尔，服用时应从最小剂量开始。能安全有效地治疗高血压并发心衰，可降低心脏性死亡的危险性，以及心衰患者的住院率。

七、肾衰竭

肾脏是血压调节的重要器官，同时也是高血压损害的主要靶器官。如果高血压对肾脏造成损害，则会加剧高血压的严重程度，造成肾损害与高血压之间的恶性循环。随着肾功能损害加重，高血压的严重程度也加重。

无论何种病因所致的肾脏损害，控制高血压对于防止肾脏病变的持续进展都起着十分重要的作用。

（一）高血压与肾衰竭的关系

肾脏是人体的排泄器官，且与高血压息息相关。在高血压早期的一段时间里，肾脏病变只是表现为饮水过多时易发生水肿，或饮食过咸，血压升高，即对高钠或血容量扩张的适应能力减弱。此后肾小管浓缩稀释功能逐渐降低，出现夜尿增多、尿微量蛋白排泄增加的情况。如果治疗不及时，可出现轻度到中度肾内小动脉硬化，肾实质缺血、萎缩、纤维化，肾功能逐步减退，血肌酐升高，同时血尿素氮及血尿酸升高。

血压的不断增高及肾动脉硬化的逐渐加重可影响到肾小管的排泄、吸收，致使体内产生或代谢的部分毒性物质排泄不出去，造成毒物在体内堆积，称为尿毒症。尿毒症是慢性肾功能不全的严重阶段，主要表现为代谢产物潴留，水、电解质、酸碱平衡失调和全身各系统症状。高血压患者如果到了尿毒症阶段，血压将不能控制在一个理想水平，还要经受血液透析和腹膜透析之苦，重者必须经过肾移植才能挽救性命。

高血压患者要经常注意观察自己是否有水肿、夜尿增多等症状。这些症状常提示，高血压患者可能已经有了早期的肾损伤，需及时就诊。

（二）高血压合并肾衰竭患者的饮食要点

（1）摄入优质蛋白质

肾衰竭患者需要限制蛋白质的摄取量，以减轻肾脏的负担。但也不可吃得太少，否则会消耗身体的肌肉及内脏组织，因此必须摄取优质的动物性蛋白质食物。由于植物性蛋白质在体内的利用率较低，代谢后产生较多含氮废物，所以不可任意食用，如豆类、豆类制品、核果类等。

（2）适当补充维生素和微量元素

慢性肾衰竭患者应补充维生素 B_1、维生素 B_2、维生素 B_6、维生素 C、叶酸、活性维生素 D，微量元素主要是补充铁。

（3）维持钙的平衡

钙不足时，可以多饮牛奶、服用钙片及维生素 D，可减少甲状腺功能亢进症的发生。

（4）适当补充热量

由于在限制蛋白质的情况下，米饭类主食的摄取量受到限制，容易造成热量不足，使体内蛋白质消耗、尿素增加，身体日渐消瘦、抵抗力减弱，故应适当补充热量。

（5）不可摄入过多的钠和钾

钠与高血压的关系大家都明白，平时应限制摄盐量。至于钾，也不能摄入太多，血钾太高会引起严重的心脏传导和收缩异常，导致心搏无力，甚至死亡。当肾衰竭时，应避免食用钾离子含量高的蔬菜水果，并避免生食蔬菜。烹调时，蔬菜先用滚水烫过，去掉汤汁再用油炒，可减少钾的摄入量。

（6）不宜摄入过多水分

当肾脏衰竭且排尿减少时，水分会蓄积在体内，使心脏血管的负荷增加，造成全身水肿、体重增加、咳嗽、呼吸急促，并发高血压、心力衰竭、心包膜炎。因此，要避免喝大量的水，可以冰水漱口、嚼口香糖，尽量将服药时间集中，以汤水食用，减少喝水量。

八、高脂血症

高脂血症患者大多肥胖，大量的脂肪组织提高了人体对血液的需求，增加了心脏和血管的负担，人体必须升高血压才能满足机体的供血需求。同时，胆固醇等脂质存在于各脏器的细胞内，包括心脏，能减弱心肌的收缩力，降低高血压性心脏病患者的心功能代偿能力，导致心功能不全。

（一）高血压合并高脂血症患者的饮食要点

（1）主食以谷类为主粗细搭配，粗粮中可适量增加玉米、莜面、燕麦等成分，保持糖类供热量占总热量的 55% 以上。

（2）保持热量均衡分配，饥饱适度，不宜偏食，切忌暴饮暴食，改变晚餐丰盛和入睡前吃夜宵的习惯。膳食成分中应含有足够的维生素、矿物质、植物纤维及微量元素。

（3）多吃新鲜蔬菜和瓜果，保证每人每天摄入的新鲜水果及蔬菜达 400 克以上，并注意增加深色或绿色蔬菜的比例。

（4）增加豆类食品，提高蛋白质利用率。多吃大蒜、洋葱、山楂、香菇、木耳、大豆制品等降脂食品。以干豆计算，平均每天应摄入 30 克以上，或豆腐干 45 克、豆腐 75 ～ 150 克。

（5）食用油以植物油为主。膳食成分中应减少饱和脂肪酸，增加不饱和脂肪酸，使饱和脂肪酸供热量不超过总热量的 10%，单不饱和脂肪酸占总热量的 7% ～ 10%。提高多不饱和脂肪酸与饱和脂肪酸的比值。每人每天食用 25 ～ 30 克植物油为宜。膳食中胆固醇含量不宜超过 300 毫克／天。

（二）生活宜忌

在日常生活中，高血压合并高脂血症的患者需要注意以下生活宜忌。

（1）适度运动

适度运动能有效增加身体热度，增加内源性热原质，加速体内脂肪、糖和蛋白质的分解，有助于加速分解血脂，还可冲刷血管壁上的沉积物，从而防止高血压、高脂血症，延缓各脏器的衰老。因此应坚持锻炼，但老年人要以慢跑、散步、打太极拳为主，不宜剧烈运动。

（2）摄盐应适量

对于高血压患者来说，减少食盐的摄入量十分重要。一般每天食盐量控制在 6 克以下。

（3）戒烟限酒

烟酒对高血压和高脂血症均属促进因素，患者应坚决戒烟，酒则以不喝为好。

（4）用药

在使用抗高血压药时，要考虑对脂质代谢的影响。研究表明，对于高血压合并高脂血症患者来说，最好的药物是乌拉地尔、哌唑嗪等β受体阻滞药，既可降压，又有助于脂质代谢。

（5）其他

高脂血症经过降压治疗仍未好转，同时还存在冠心病危险时，应在医生指导下配伍应用调脂药物。

（三）护理措施

高脂血症分为高胆固醇血症、高三酰甘油血症或两者都有，是高血压患者常有的合并症。由于高血压和高脂血症都是引起动脉粥样硬化的祸根，因此当两者同时存在时，更容易促成发生动脉硬化，产生心、脑、肾的并发症。因此，高血压患者在降压治疗的同时，要积极防治高脂血症。

（1）要做好饮食控制

三酰甘油增高的患者要吃低脂肪的饮食，糖类也要适当控制，也就是说要少吃油脂、甜食和主食，还应忌酒。胆固醇增高的患者要少吃动物油脂和含胆固醇高的食品，如动物内脏、鱼子、蛋黄等。

（2）肥胖的人要减肥

要控制总摄入量，少吃含糖高和油多的食物，多吃新鲜蔬菜水果，并要增加活动，适当参加体力活动和体育锻炼，以使自己的体重能控制在理想的范围。

（3）合理选择抗高血压药

高血压患者用药要特别注意，因为部分抗高血压药会对机体产生不良反应，例如利尿药及部分含利尿药的抗高血压药如氢氯噻嗪、复方降压片长期服用会使血脂升高，β受体阻滞药如普萘洛尔类药长期服用也会使三酰甘油升高，所以有高脂血症的高血压患者宜在医生的指导下选用氨氯地平、卡托普利、洛丁新等新一代抗高血压药，它们能全天候平稳降压，不影响血脂代谢，且对心、脑、肾有保护作用。

对于血脂增高的患者，应先饮食控制，如果3个月后血脂仍高，就要在医生的指导下服用一些降血脂的药物，以把血脂调控到正常水平。

九、糖尿病

（一）高血压与糖尿病的关系

糖尿病是一种以血糖升高为特征的代谢性疾病，它是因为体内胰岛素缺乏或不能正常发挥生理作用引起的糖代谢紊乱，继而引起蛋白质、脂肪、水、电解质等多种物质代谢紊乱的一种综合病。高血压也是糖尿病心血管和微血管并发症的重要危险因素。收缩压每下降10

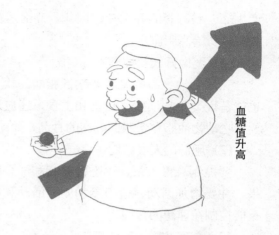

血糖值升高

毫米汞柱，糖尿病相关的任何并发症、心肌梗死、微血管并发症均可以下降10%以上，降压治疗可以减少糖尿病患者的心血管风险。

（二）高血压合并糖尿病患者的饮食要点

（1）严格控制总热量

按照摄入热量计算，一天中所有食物都要计算热量，包括点心、水果和零食。

（2）适当控制主食量

活动量不大的患者每天应吃主食250～300克；轻体力劳动者每天350～400克；重体力劳动者每天450～550克。主食要轮换食用或混合食用，以提高营养价值。

（3）按规定进食糖类食物

要适量食用蔬菜、奶、粮食、水果、豆制品、硬果类食物等。

（4）食物宜粗

在主食定量的范围内尽量多吃粗杂粮及豆类，蔬菜以绿叶菜为佳，这些食物可有效防治血糖吸收过快，还可降低胆固醇，预防动脉硬化。

（5）不宜大量吃水果

水果易于消化和吸收，而且含有较高的果糖和葡萄糖，因此吃水果后会使血糖迅速升高，对患者不利。

（6）不可大量饮酒

酒精只供热量，不含其他营养，且长期饮用不利肝脏，而且易引起血清三酰甘油的升高，对高血压及糖尿病不利。

（三）高血压合并糖尿病患者的用药原则

糖尿病患者的血压如果达到 130/85 毫米汞柱时，就应该用非药物治疗。3 个月后如果血压仍未下降，则需服用抗高血压药进行治疗。一般可选用下列药物治疗：

（1）血管紧张素转化酶抑制药。为首选药物。

（2）血管紧张素 II 受体拮抗药。如果服用血管紧张素转化酶抑制药后干咳能耐受，可换用血管紧张素 II 受体拮抗药。

（3）利尿药。研究发现，应用小剂量的噻嗪类利尿药，可降低高血压合并糖尿病患者心血管意外的发生率。但有痛风的患者不能用。

（4）β受体阻滞药。此类药中某些药如普萘洛尔，可导致内源性胰岛素分泌障碍，且能掩盖低血糖的临床征象，因此应慎用或不用。

（5）α受体阻滞药。对糖耐量异常、肥胖及伴 2 型糖尿病的高血压患者是较好的抗高血压药，但容易发生直立性低血压，首剂服用应在临睡前半量口服，并应注意尽量避免夜间起床，以防意外。

十、高血压并发症的危害

高血压如果得不到良好的控制，其并发症致死率高。因为高血压可造成心、脑、肾三大器官的损害，引发心脑血管疾病，导致死亡。预防高血压并发症可逆转心、脑、肾等靶器官的损害，从而减少心脑血管疾病和肾病的发病和死亡。

那么，高血压并发症对身体会造成哪些伤害呢？大体来看，主要集中在以下几个方面。

（1）心脏

当血压持续升高时，会加重左心室负担，导致心肌肥厚，继而引起心腔扩大，出现心悸、活动后呼吸困难等左心衰竭的症状。

（2）脑

当血压突然显著升高时，可产生高血压脑痛，出现脑水肿和颅内压升高的症状，如剧烈头痛、呕吐、抽搐等，若不及时抢救，可导致死亡。另外，高血压最主要的并发症是脑出血和脑梗死。

脑出血又称为出血性脑卒中，是由血压持续升高，脑小动脉情绪激动或用力等情况下突然破裂出血所致。临床表现为突然晕倒、呕吐、意识障碍，根据出血部位不同，可出现偏瘫、失语、口眼歪斜等。

脑梗死常见于血压控制不良并存在脑动脉硬化的患者，多发于60岁以上伴有脑动脉硬化的老人，常在安静或睡眠中发生，表现为肢体麻木、无力、轻瘫和感觉障碍。

（3）眼底

高血压常引起视网膜及其血管发生病变，称为高血压视网膜病变。

(4) 肾脏

高血压对肾脏的损害主要与肾小动脉硬化有关。随着病情的发展，可出现慢性肾衰竭症状，患者出现恶心、呕吐、厌食、氮质潴留和尿毒症。

十一、高血压并发症的预防

高血压并发症尽管发病急骤，病情凶险，但并不是不可预防。预防高血压并发症要注意以下几点：

(1) 坚持长期服用抗高血压药

有些高血压患者以为自觉症状尚可或嫌吃药麻烦而拒绝服药，血压经常处于危险水平，久而久之，容易发生并发症。有的患者不按医嘱用药，而是凭自我感觉滥用药，有时又过量服用，这种做法往往会造成血压忽高忽低，很容易发生意外。

(2) 定期测量血压，及时发现和确诊高血压

有资料显示，我国有半数以上的高血压患者未被发现，这部分有病而不知病的人，很容易发生并发症。

(3) 合理饮食，少吃多动

一些高血压患者口味重，常吃高脂肪食物，不爱活动，从不参加体育锻炼，这种不合理的饮食方式和少动的生活方式常导致肥胖，不仅会使血压进一步增高，还会使血脂增高，加速对心、脑、肾血管的损害。

(4) 劳逸结合、睡眠充足、生活规律、戒烟酒

生活有规律可降低血压，并有助于血压稳定，而劳累过度、睡眠长期不足、大量吸烟、酗酒，则容易引起血压增高或使血压发生剧烈波动，因而容易发生并发症。

（5）加强个性修养，保持情绪稳定

研究表明,精神状态对血压有直接的影响。情绪恶劣,精神沮丧,特别是经常大发雷霆，可引起血压剧烈波动或进一步增高，容易诱发脑出血等并发症。

第八章
高血压的预防与生活调养

一、高血压病的三级预防方案

高血压病的三级预防，是指预防高血压病的三个层次。其中，二、三级预防是对已患病者防止疾病复发、加重、并发症产生和死亡，相当于《黄帝内经》中的"中医治已病"，而我们更应该做到的是"上医治未病"，也就是一级预防。

（一）一级预防

所谓高血压病的一级预防，就是发病前期的预防，即对已有高血压病危险因素存在，但尚未发生高血压病的个体或人群的预防，这是最积极的预防。当疾病尚未发生，或处于亚临床阶段时即采取预防措施，控制或减少疾病的危险因素，以减少个体的发病几率和群体发病率，这才是从根本上扼制高血压病对人类健康危害的一项战略措施。

一级预防有两种互为补充的策略，"高危人群策略"和"全人群策略"。前者是根据高血压病家族史、青少年时期血压升高史和肥胖，将来可能发生高血压病的高危人群及早预防，以防止高血压病的发病，或减少得病的机会；后者是干预全社会人群，促使人们从青少年时期就采取健康的生活方式和行为，以降低发病率。相比之下，"全人群策略"更具潜力和深远意义，这是主要的预防方针。

（二）二级预防

高血压病的二级预防，即高血压病临床前期预防，是指对患病的个体或群体采取措施，防止疾病复发或加重，包括一级预防的措

施、合理药物治疗及病后
咨询等。

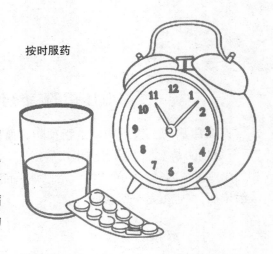

按时服药

高血压病二级预
防的主要措施有以下几
方面：

（1）要坚持高血压病
的一级预防措施，即对已
有高血压病危险因素存
在，但尚未发生高血压病
的个体或人群进行必要的
预防。

（2）对已发生高血压病者进行系统正规的抗高血压治疗，即选
用较好的降压药物和服药时间。另外，建议除降压药物外还宜加用
阿司匹林，以改善血液黏度，预防心脑血管并发症。

（3）选择比较好的监测血压方法，即在血压高峰时测血压，以
使血压真实地降至正常。

实施高血压病的二级预防，首先要早期发现，对那些超负荷工
作和紧张作业人群应当作高危人群加以注意。其次要做到早期诊断，
以便对高血压病患者进行分级管理。还要做到早期规范治疗，使高
血压病患者坚持服药并提高复查率，随时对患者的血压变化做出正
确处理。

（三）三级预防

高血压病的三级预防，是指高血压病患者出现严重并发症如急
性心衰、脑卒中等时，及时合理地进行处理，控制病情发展，抢救
病人的生命，降低其死亡率，以及在这些并发症病情稳定后进行有
效的康复治疗。

高血压病的三级预防是降低高血压病患者死亡率和致残率，提高其生存质量的重要保障。要做好高血压病的三级预防，应注意以下几个方面：

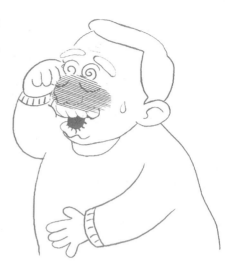

（1）医生与患者密切配合，当高血压病患者出现诸如头痛、头晕、口唇及肢体麻木、行走不便、口齿不清、视力模糊等症状时，应及时找医生进行检查诊治，这样才能对高血压病患者的严重并发症及早发现，进行早期的合理处理，这对于控制病情发展、抢救病人生命是十分重要的，也是三级预防的关键所在。

（2）对已出现诸如脑卒中、肾衰竭、急性心肌梗死等严重并发症的高血压病患者，应尽早明确诊断，采取针对性的治疗措施，积极进行救治，尽快稳定病情，降低其死亡率。

（3）对于出现严重并发症的高血压病患者，在经积极抢救治疗，病情稳定后，应采取综合性措施进行全面的康复治疗，这对改善高血压病并发症患者的预后、提高患者的生活质量，具有十分重要的意义。

二、高血压病的自我预防

高血压病是一种与生活方式密切相关的疾病，通过改变自我不良的生活习惯，采取健康的生活方式可以有效地预防高血压的发生。

（一）定期自测血压

自测血压是发现高血压的有效方法，是指在自己家中特定的时刻测量血压。自测血压可以发现在家时血压低、在医院血压高的"白大衣高血压"，或与之相反的在家里血压高而在医院血压低的"假性高血压"。这样可以把握血压的细微变化，有利于选择最合适的降压方法，进行最恰当的治疗。

自测血压比较理想的情况是一天两次，在固定时间、固定部位、固定条件下测量。最好养成每天早、晚各测量一次的习惯。

◆ 自测血压的时间

早上应该在起床 1 小时内，上完厕所后，吃饭和吃降压药之前测量；晚上应该在睡觉前 2 小时内，吃完晚饭，洗澡 1 小时以后测量。注意不要在刚运动完、洗完澡或饮酒后立即测量，应在比较放松的状态下测量血压。

◆ 基本的测量姿势

坐姿，坐在椅子上或床上都可以，但应该保持相同的测量姿势。将袖带缠在上臂后，必须保持袖带和心脏处于同一水平高度。

每次测量时应测量 3 次，并记录下所有的数值。多数情况下，第一次测量的数值会稍微高些，其他几次的数值会逐渐下降，将 3 次的数值取平均值当作测量的血压值。

◆ 测量血压的方法

包括听诊测量法和电子显示测量法。

听诊测量法是利用扩音器或听诊器听取肱动脉搏动音进行测量的方法。在医疗机构中，一般都使用水银柱血压计。

家用的血压计大部分是采用电子显示测量法，利用传感器捕捉动脉壁搏动来测量血压。

在上臂测量血压，这是因为肱动脉内的血压与主动脉内的血压较接近。动脉越接近末端越细，血压也越低。有的血压计可以通过手指和手腕测量，但测量到的血压值多数和上臂测量的血压值不同，应该特别注意。

（二）限盐

科学研究证实，摄盐量与高血压发生率成正相关。终生低钠的人群，几乎不发生高血压。世界卫生组织规定，每人每天的食盐摄入量为 6 克以下（3 ～ 5）克，这对预防高血压有良好的作用。有高血压家族史的人，最好每天只吃 2 ～ 3 克盐。

（三）戒烟限酒

吸烟可以使血压升高、心跳加快，吸一支烟有时可使血压上升25 毫米汞柱。尼古丁作用于血管运动中枢，同时还会使肾上腺素分泌增加，引起小动脉收缩。长期大量吸烟，可使小动脉持续收缩，久之则动脉壁变性、硬化，管腔变窄，形成持久性高血压。

饮酒与血压的升高明显相关，这可能与酒精的直接作用有关。因为酒精能够升高体内皮质激素的水平，使儿茶酚胺的分泌增加，引起外周血管阻力增高，使血压上升；同时，酒精影响细胞膜的通透性，使细胞多种转运功能失常，增加外周阻力；体内的肾素－血管紧张素－醛固酮系统对调节血压起重要作用，酒精能加强该系统和血管加压素的提升血压作用，这也对血压的升高产生了一定影响。很多资料都表明，高血压的患病率随饮酒量的增加而明显上升，少量饮酒能扩张小动脉，使血压略有降低，但是每日饮酒或大量饮酒者比不饮酒或少饮酒者高血压病的患病率要高出 1.5 ～ 2 倍。

应询问高血压患者的饮酒史，高血压患者每天饮酒量应少于 1

两（白酒）或完全戒酒。有酗酒史或有饮酒危险的人应完全不饮酒。

（四）控制体重

高血压伴肥胖是很危险的，肥胖加大了心脏的负担，使体内的盐分难以排出，容易发生因精神压力而导致血压急速上升等，增加了高血压发生的危险。肥胖会导致血液中总胆固醇和甘油三酯、血糖、尿酸升高，高密度脂蛋白胆固醇减少。这是造成各种生活习惯病的原因之一，还会加大诱发脑卒中和心肌梗死的风险。

胖人高血压的患病率是体重正常者的 2 ～ 6 倍，而降低体重则可促进血压正常化。有人对中度高血压患者进行了 5 ～ 10 年的观察，发现平均体重下降 5%，曾使 2/3 依靠药物降压的患者放弃服药；降低体重还可明显减少降压药剂量。控制高糖、高脂食物，少食多餐，积极参加体育锻炼是减肥的重要方法。

随着身体活动的减少，高血压的患病率也伴随着上升。身体活动不足，业余静态生活时间（用于看电视、阅读、使用电脑和玩电子游戏等的时间）越长，其体重指数越高，血压会随之越高，从而导致血脂、血糖也越高，高血压患病率也明显增加。要预防高血压，主要注意两点：一是少吃，控制高糖、高脂食物，少食多餐；二是活动，积极参加体育锻炼。两者应配合进行，缺一不可。

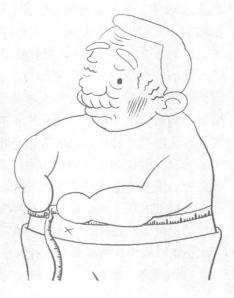

（五）保证睡眠

睡眠状态与高血压病患者的血压高低有着密切的关系。当高血压病患者出现失眠或睡眠不足时，血压往往直线上升，病情加重，如果改善了睡眠状况，则血压多有所下降，而且其他不适也随之减轻或消除。为了保证高血压病患者的血压稳定和顺利康复，在日常生活安排中，一定要保证充足有效的睡眠。

一般情况下，血压在白天较高，睡觉时会降低。特别是高血压患者，白天血管的负担会很重，而睡觉时血管负担会减轻。但如果夜间睡眠不足，血管受损的状况就会进一步发展。

如果不睡而只是躺着，血压也会下降。采取平躺的姿势，手脚和内脏的血管就不用费劲收缩，通过这样放松，消除了交感神经的紧张，血压即随之下降。

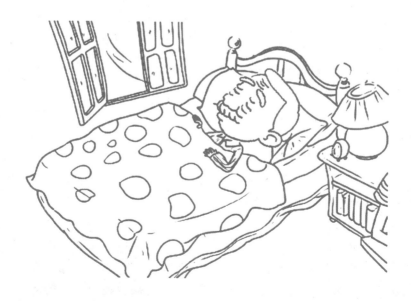

睡眠中如果有大的声响，或是室内的灯打开了，即使没醒过来，血压也会增高。所以尽量不要让卧室受到噪音和光线的影响，创造一个容易安睡的环境。

（六）调整情绪

良好的、稳定的情绪是血压稳定的重要因素，而精神紧张可使体内交感神经和肾上腺髓质活动增强，导致血压升高。因此，高血压患者要经常保持情绪稳定，乐观豁达，不患得患失，要尽量控制情绪波动，减少妄想及激动，这是保证血压稳定的重要因素。

而如紧张、激动、焦虑、忧郁等负性情绪往往引起血压波动甚至诱发心脑血管并发症。感到压力后，去甲肾上腺素的分泌会增多，去甲肾上腺素会使血压上升，增加血液中的胆固醇，并且它有使血液易于凝结的作用，加大心肌梗死的风险。

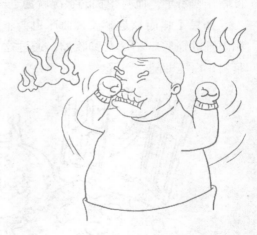

如何调整好自己的情绪？心情舒畅、心态平衡是高血压患者的一贴"特效药"。下面简单介绍几种克服不良情绪、保持心理平衡的方法：

（1）疏导法

遇到不顺心的事不要耿耿于怀，宜疏不宜堵，能够自我排解当然是好，实在排解不开，适当宣泄一下也未尝不可。怒而不发，郁闷在心里，容易使血压持续升高，有碍于健康。找个适当的场合，向亲朋好友倾诉心中的烦恼，即所谓"一吐为快"。

（2）转移法

心旷才能神怡，遇事要拿得起、放得下。

（3）换位法

换位思考，改变一个角度看问题，有助于情绪的调整。

（4）暗示法

遇事要往好处想，不要钻牛角尖，要保持乐观情绪。

（5）合群法

要多参加一些力所能及的社会活动，妥善处理好人际关系，争取亲友和家属的支持和理解。

另外，要以积极的态度对待疾病，改善心理、行为和生活模式，学会自我放松，生物反馈疗法是调整心理活动的有效方法。

（七）及时控制临界高血压

当血压在 140 ～ 149/90 ～ 94 毫米汞柱之间时称为临界高血压，是从理想血压到确诊高血压的过渡阶段。临界高血压多无症状，但必须予以重视，美国 45 岁男性中，舒张压为 95 毫米汞柱者，5 年死亡率较血压正常者高 2 倍。对于临界高血压患者首先应采用非药物疗法。除了上面介绍的措施外，还可用理疗、针灸等疗法，可收到良好效果。

（八）饮食应清淡

（1）饮食以低脂肪、低胆固醇为主

限制动物脂肪，如猪油、奶油等以及含胆固醇较高的食物（如蛋黄、鱼子等）的摄入，应多食用植物油（如豆油、菜籽油等），因其中含有不饱和脂肪酸，可促进胆固醇排泄，减少血液中胆固醇的含量。

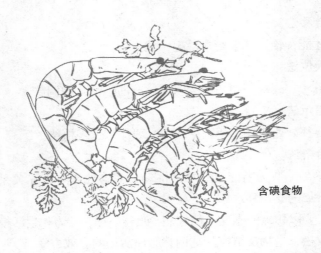

含碘食物

多吃含碘食物，如海带、紫菜、海鱼、海虾等海产品，因为碘可减少胆固醇在动脉壁的沉积，防止动脉硬化的发生。

（2）多吃一些含维生素C较高的新鲜蔬菜和水果

维生素 C 参与细胞间质的生成和体内氧化还原反应，参与代谢反应，并具有加强排泄胆固醇的作用，使血脂含量降低。

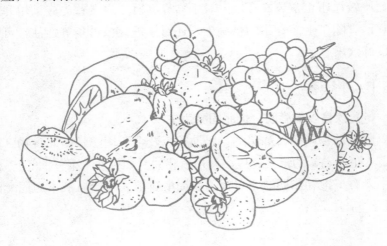

（3）少吃刺激性强的食物

少吃刺激性强的食物，如辣椒、浓茶、咖啡、酒等，宜多吃清淡富含蛋白质的食物，如豆制品、猪血等动物血类制品。

（4）养成每日定时排大便的习惯，多食含纤维素多的食物。

三、高血压患者生活禁忌

（1）忌情绪激动

一切忧虑、悲伤、烦恼、焦急等不良刺激及精神紧张和疲劳，均可使交感神经兴奋，血中儿茶酚胺等血管活性物质增加，引起全身血管收缩，心跳加快，血压升高，甚至引起脑出血。故老年高血压患者应注意控制情绪，做到性情开朗，情绪稳定，避免大喜与盛怒。

（2）忌过度疲劳

过度疲劳可使高血压、冠心病等疾病加重，而老年高血压患者，一般体质较差，抗病能力弱，故应科学地安排生活，做到有劳有逸，劳逸结合，防止因文娱活动、家务劳动或外出旅游等过度劳累而加重病情。

（3）忌饮食过饱

老年人消化机能减退，饮食过饱易引起消化不良，发生急性胰腺炎和胃肠炎等疾病，同时饮食过饱会使膈肌位置上移，影响心肺的正常活动。加之消化食物需要大量的血液集中到消化道，心脑供血相对减少而诱发卒中。

（4）忌贪杯暴饮过量

饮酒特别是饮烈性酒，会使血压升高。另外，老年人的肝脏解毒能力较差，也易引起肝硬化及心肌疾患，胃黏膜萎缩易引起炎症和出血，故不可贪杯暴饮。

（5）忌血压骤降

人体的动脉血压是使血液流向各组织器官的动力，对保障各组织器官所需要的血流量具有重要意义，但若血压骤降，全身各组织器官的供血量都将不足，尤其是脑、心、肝、肾等重要器官，可因缺血缺氧而发生机能障碍，甚至造成严重后果。如脑组织供血不足，就会引起头晕和昏迷，称为缺血性脑损害；若心肌供血不足，会引起心绞痛、心肌损伤，严重者可引起心肌梗死。

（6）忌大便秘结

大便秘结，大便时要憋气使劲，这样血压就会急剧升高；松劲时血压又迅速下降，特别是以蹲的姿势大便，更容易出现这种大幅度变化，以致在大便时引起脑出血和心肌梗死，故平时应保持大便通畅。

四、高血压患者生活调养

（一）睡眠习惯和寝具要求

对高血压病患者来说，充分睡眠可以说是降血压的灵丹妙药。睡眠期间副交感神经的作用占主导地位，血压降低。高血压病患者也有同样情况，白天血压升高，睡眠期间血压下降，甚至恢复正常，因此，充分睡眠对高血压病患者十分重要。

（1）睡在床上

高血压病患者尽量要睡在床上，不要睡在地板上。这是因为在床上睡觉，晚起排尿时，心脏的高度变化比较小，血压变化也较小。第二，冬天床上比地板要暖和些。另外，通过对躺在床上睡觉的人和躺在地板上睡觉的人各自睡眠中的呼吸和脑波的调查发现，躺在床上睡觉的人呼吸状态和脑波都比较稳定。

（2）被子

被子并不是越厚越重就越好。高血压病患者的被子要求保温性能好，重量越轻越好，太沉的被子有压迫心脏、引起心脏病发作的危险。

（3）枕头

枕头以硬度适中，低一点为好。枕头过硬，睡起来不舒服，过软，头埋在枕头里也不好。枕头也不宜过高或过低，一般高度按下列公式计算：[肩宽（厘米）－头宽（厘米）]÷2。过高的枕头会使颈部血管受到压迫，影响大脑血液循环。若不用枕头或枕头过低，则流入头部的血液就会增多，对高血压病患者不利。

（4）室内温度

高血压病患者睡眠时室内温度很重要。要保持房间暖和舒适为宜。

（二）睡眠姿势

睡眠的姿势是保证睡眠质量的重要因素之一，高血压病患者睡眠时应选择一个适宜的姿势。

（1）常见的睡眠姿势

睡眠的姿势可分 3 种，即仰卧、俯卧和侧卧，个人可以根据自己的习惯选择，不能强求一律。

（2）高血压病患者宜采取的睡眠姿势

对一般人来说，以取双腿弯曲、右侧卧位最为适宜。这样全身肌肉可以得到最大程度的放松，肝脏也处在自然位置，也不至于压迫心脏，而且有利于胃内食物向十二指肠运行。实际上每个人的睡眠姿势不是一夜不变的。据观察，一般人睡 10 ～ 12 分钟就会不自觉地改变一次睡眠姿势。睡觉姿势以右侧卧位为好，左侧卧位或平仰卧位常使睡觉不稳。南北朝向可使身体的磁场方向与地球的磁场方向平行，会使睡眠更加安稳。

（三）沐浴的注意事项

（1）入浴时间

入浴时间在晚饭前或是饭后 2 个小时为好。在热水里浸泡后，站起来会感到一阵眩晕，主要是在热水里浸泡血压下降的缘故。此时容易导致脑卒中。饭后入浴站起来最容易眩晕，这是因为饭后 1 小时由于消化食物，血液都集中在胃肠处，流向脑部的血液很少，即出现了饭后低血压，越是有高血压的人越是有这样的倾向。为此，高血压患者一定要注意饭后不要马上入浴。如果放在晚饭前入浴的话，血压不会这么波动。

（2）酒后不宜入浴

喝醉了回家洗澡，对高血压患者来说，无异于自杀行为。由于饮酒血压会产生很大的变动，喝了酒血管会扩张，血压会下降，在这种状态下，如果马上泡在热水里，血压就会急速下降。特别是在冬天，饮酒后血压会下降，若在室外，在回家的这段路上，由于寒冷，血压会反弹，如果接下来再洗澡，血压又会急速下降，这种使血压不稳定的行为容易导致心肌梗死和脑卒中的发生。同时，喝醉状态下入浴，会发生摔倒事故，要绝对避免酒后入浴。另外，过度疲劳时也不宜入浴。

（3）不宜到公共浴室去洗温水浴

高血压患者不宜到公共浴室去洗温水浴，因为公共浴室内的水温通常都较高，明显地超过体温，并且一般的公共浴室通风设备都比较差，使人呼吸不畅，这样会使血压明显上升。所以高血压患者应在家里或设备条件比较好的浴室洗温水浴，并要注意控制适当的水温。

（4）洗澡前宜喝杯水

高血压患者入浴前一定要喝杯水，这是因为洗澡时会流很多汗，血液变得黏稠起来，心肌梗死和脑卒中容易发生。

（5）换衣服的地方和浴室要预先加温

因为皮肤对温度很敏感，所以对血压的影响很大，如果血压剧烈波动会导致疾病发作。入浴时必须注意换衣服的地方和浴室的温度。裸体时，皮肤由于温度差更能刺激血压。冬天要特别注意，因为在脱衣的地方很冷，身体颤动，入浴前走的这段地板很凉，导致血管收缩，血压急剧上升，如果此时用热水淋洗的话，又使血压急剧下降，这就容易引起发病。为了使血压不剧烈波动，要将换衣服处的室温保持在20℃左右。

（6）注意洗澡水的温度

高血压患者在温水里泡澡按说是比较好，但怎样的温度才算是温水，因个体差异而区别很大，有人喜欢水温烫一些，大约在43℃左右。要使血压下降，保持血液流畅，这个水温显得高了一点儿。水温最好保持在38℃～40℃，再高一点儿也要在42℃以下，保持水温，可以达到降低血压的目的。

（7）浅浴槽比较好

一般入水可浸到脖子部位，但高血压患者却不能这么做，虽说是浴槽，但也不能忽略水压对血管和心脏的压迫。水面距心脏的距离越近，压力越强，在强水压环境中，手和脚的毛细血管受到压迫，被迫把血液压回心脏，这样增加心脏负担，血压也上升了。因此浴槽以浅点儿的为好。

（8）洗澡时动作不宜过猛过快

高血压患者的血管都会有不同程度的硬化，如果身体前倾过猛，就容易发生脑血管意外或心肌缺血。

（9）防范洗浴后的"魔鬼两分钟"

在洗浴后两分钟左右容易发生心肌梗死和脑卒中，被称为"魔鬼两分钟"，洗浴后要特别注意血压是否波动，必须预防发作。在洗浴后要保持身体温暖，因为那时穿得都很少，头发也是湿的，肌肤有点寒冷的感觉，此时血压就已经开始上升，故洗浴后应马上将头发擦干，不要沾冷水。

（四）改变体位时的注意事项

高血压患者的心脏储备功能较差，脑血管对脑血流量的调节功能减退。当体位突然改变时，如久蹲后突然站起，睡醒后突然下床，猛然回头等会产生脑急性缺血缺氧，而发生晕厥、摔伤，故体位改变时应注意动作缓慢。

如久蹲后要缓慢站起，或者干脆坐下来休息一下再站起；早晨睡醒后不要急于下床，应先在床上仰卧，活动一下四肢和头颈部，伸一下懒腰，使肢体肌肉和血管平滑肌恢复适当张力，以适应起床时的体位变化；高血压患者不可猛然回头，特别是老年人，一定要注意缓慢。

五、高血压特殊人群生活调养

（一）老年高血压生活调养

1. 老年高血压的定义

世界卫生组织（WHO）对老年高血压的定义是，年龄在60岁以上，血压值持续或非同日3次以上血压测量收缩压≥140毫米汞柱（18.7千帕）和／或舒张压≥90毫米汞柱（12.0千帕）者，称为老年高血压。

2. 老年高血压的特点

（1）患病率高。

（2）血压波动明显。

（3）脉压增大。

（4）假性高血压或血压假性增高常见。

（5）直立性低血压多见。

（6）单纯收缩期高血压多见。

（7）老年性高血压性心肌病常见。

3. 老年高血压患者的饮食原则

（1）主食（馒头、米饭、玉米、燕麦、小米等）含有大量糖类，每天应限制在 200 ～ 300 克为宜，少吃或不吃甜食。

（2）瘦肉、蛋、禽类、海产品及豆制品含有丰富的蛋白质，每天的摄入量宜在 50 ～ 100 克。

（3）蔬菜和水果含有丰富的维生素、微量元素和膳食纤维，每天摄入的果蔬总量宜在 500 ～ 750 克左右。常吃蔬菜和水果还有利于降压、利尿、降血脂。

（4）宜低盐。每天用盐量宜控制在 6 克以下，血压高时应限制在 3 克以内。也可以用酱油替代盐来调味，每天用量小于 10 毫升（约两汤勺）。忌吃咸菜、腊肉、腊肠、咸蛋等食物。因为摄盐较多，会使血压升得更高。

（5）宜低脂。烹调时宜少用油，尽量选用植物油，少用动物油。每天的用油量宜控制在 25 克以内，忌吃油煎或油炸食物。因为过多的热量可在体内转化为脂肪，加重心血管系统的负担。

（6）忌饮食过饱。老年人消化功能减退，过饱易引起消化不良，易发生胃肠炎、急性胰腺炎等疾病。同时，吃得过饱可使膈肌位置上移，影响心肺的正常功能和活动。另外，消化食物需要大量的血液集中到消化道，心脑供血相对减少极易引发脑卒中。

(7) 忌贪杯暴饮。过量饮酒，特别是饮用烈性酒,可使血压升高。老年人肝脏解毒功能较差，容易引起肝硬化。另外，过量饮酒可使老年高血压患者的胃黏膜萎缩，容易引起炎症和出血，故不可贪杯。建议饮用少许葡萄酒，每天不超过 50 毫升。

4. 老年高血压患者生活起居降压法

(1) 经常梳头利于降压。梳头所经过的穴位有神庭、上星、百会、玉枕、风池、太阳等。这些穴位若得到良好的按摩刺激，有平肝息风、开窍宁神的功效。实践证明，经常用梳子梳头，可起到降低血压和养精安神的作用。梳头疗法应持之以恒，每天早、中、晚各 1 次，每次梳理 2～3 分钟为宜。梳头动作宜轻，速度宜缓，以舒畅为宜。

(2) 小睡片刻利于降压。一般来说，人躺下 15 分钟，血压就开始下降，超过 30 分钟以后会下降 20～30 毫米汞柱，这是由于平躺使血管的紧张得到缓解。最好是在下午血压高峰时小睡，小睡时间一般在 20～30 分钟就可以了，睡不着的时候也应平躺下来安静片刻，这样可以使血压稳定。

(3) 腹式呼吸利于降压。腹式呼吸可使身心同时轻松，这样更有助于血压下降。早上起来时先不要急于起身，可在被窝中做腹式呼吸，这样起来时血压波动幅度小，可以防止脑卒中的发作。晚上睡前做腹式呼吸，可缓解交感神经的紧张，比较容易入睡。

(4) 闲时下棋利于降压。下棋能养身怡性。下棋时全神贯注、心平气和、杂念全消，能起到气功中的调息和吐纳等动作，从而有益于健康，培养良好的性情。闲时与棋友相约下上几局，能使身心舒畅。高血压患者在情绪紧张时，以娱乐为目的，于安静处与朋友下上几局，能使精神和情绪松弛，心情恢复舒畅，稳定病情。

（5）业余集藏利于降压。医学临床证实，集邮活动可降低疾病的发病率，对高血压、神经衰弱等均有较好的疗效。除了集邮之外，集酒标、烟标、旅游门券、旅游明信片及集报等各种收藏活动，都能帮助高血压患者驱散烦闷、焦虑等不良心理因素，有助于降低血压。

（6）旅游健身利于降压。旅游疗法是指通过旅游的方式以达到治疗高血压为目的的一种自然疗法。通过旅游，可以起到疏肝解郁、愉悦情绪的功效。

5. 老年高血压患者降压的注意事项

（1）由于老年高血压患者往往伴有心、脑、肾等器官的疾病，且免疫功能低下，容易并发感染，导致病情恶化，因此应严密观察病情，需要特别注意患者的大小便情况，发现问题及时通知医生处理。

（2）根据老年高血压患者血压波动性大的特点，应在不同时间内多次测量血压，从而准确地掌握血压的变化规律和变化情况，做好记录，以利病情的观察。

（3）老年高血压患者由于血管运动中枢调节功能降低，常因体位改变而头晕，站立或坐起时易发生直立性低血压，在服药后要嘱咐患者卧床休息 2～3 小时，体位变化时动作应缓慢，站立时间不要过长。同时测量患者卧位和立位的血压，观察两者相差是否过多，如果相差过多应及时与医生取得联系。必要时协助患者起床，观察片刻，无异常情况方可下床活动，如出现不适症状，应立即平卧。

（4）由于夜间老年高血压患者血中的促肾上腺皮质激素的浓度降低，机体的防卫功能和应激能力下降，家属要加强巡视，以便观察患者的病情变化情况。

（二）妊娠高血压生活调养

1. 妊娠高血压的定义

妊娠高血压（简称妊高征）是妊娠期妇女所特有而又常见的高血压。妊娠高血压综合征按严重程度分为轻度、中度和重度，重度妊娠高血压综合征又称先兆子痫和子痫。

妊娠高血压症状主要以高血压、水肿、蛋白尿为主要表现，严重者出现抽搐、昏迷、心力衰竭。妊娠高血压严重威胁着孕妇及胎儿的生命，而且还可能引起后遗症，严重影响妇女健康。

2. 子痫

子痫是指孕妇出现抽搐、痉挛甚至昏迷的症状。它往往是从妊娠期高血压发展而来的。部分女性妊娠后可能患上高血压，其中有些人除了血压升高，还伴有蛋白尿、病理性水肿等表现。这就是子痫前期。如果病情进一步发展，最终有可能发展为子痫。

（1）子痫的危害

严重的子痫前期或子痫，都可能威胁孕妇和胎儿的生命。更糟糕的是，这种疾病还存在某种后续效应。即使准妈妈治疗得当，避开了子痫这一关，其日后患高血压、糖尿病、血栓性疾病的风险也会比常人高出数倍。

（2）子痫前期或子痫的预防

孕前检查是预防子痫前期的第一关，目的在于尽早发现高风险的人群。以下 5 类人是子痫前期的易患人群：初孕妇女，尤其是年龄小于 20 岁或大于 40 岁；双胎、多胎的孕妇；有高血压易感因素、遗传因素的女性；有血管性疾病、肾病及糖脂代谢异常的女性；超重或营养不良的女性。

此外，曾有重度子痫前期、不明原因胎死宫内或胎盘障碍、胎儿生长受限的病史，以及有抗磷脂综合征的女性再次妊娠也属于高危人群。总之，属于上述任何一种情况的女性，孕前应尽早向产科医生咨询。

3. 妊娠高血压患者的饮食原则

(1) 控制热量和体重

妊娠高血压患者要适当控制每天的进食量，不是"能吃就好"地无节制进食，应以孕期正常体重的增加为标准调整进食量。

(2) 减少食盐的摄入量

因钠盐摄入过多会导致水钠潴留使血压进一步升高，一般建议每天食盐的摄入量应少于 4 克，酱油应少用，少吃盐腌渍食品，如咸菜、腊肉、咸鱼、咸蛋等。

(3) 减少饱和脂肪的摄入量

食物脂肪的热量比应控制在 25% 左右，最高不应超过 30%，而且饱和脂肪要减少，相应增加不饱和脂肪的摄入。即少吃动物性脂肪，烹调用油宜选用植物油。其他食物也宜选用低饱和脂肪酸、低胆固醇的食物，如全谷食物、蔬菜、水果、鱼、禽、瘦肉及低脂乳等。

4. 妊娠高血压的降压要点

(1) 虽然高血压降压的目的是为了减轻孕妇的危险，但必须选择对胎儿安全的药物。

(2) 血管紧张素转化酶抑制药和血管紧张素 II 受体拮抗药可能引起胎儿生长迟缓、羊水过少、新生儿肾衰及胎儿畸形，因此不宜使用。

(3) 利尿药可进一步减少血容量，使胎儿缺氧加重，除非孕妇存在少尿情况，否则不宜使用利尿药。

（4）妊娠高血压的孕妇，当血压＞170/110 毫米汞柱时必须积极降低血压，以防子痫发生。

5. 妊娠高血压的护理要点

（1）随时监测血压和心率的变化

应严密监测重症妊娠高血压患者的生命体征，尤其是血压和心率的变化，认真听取和观察患者的主诉和症状，如有头痛、明显的心悸、恶心、呕吐等症状要立即报告医生，同时密切观察脑水肿、心力衰竭、肾功能变化可能出现的临床表现，如血压下降、眼花、尿量减少等。

注意先兆流产的症状，一旦有临产的迹象，做好及时终止妊娠的准备。同时正确记录每小时的尿量，每天测量尿蛋白，测量体重和腹围，了解肾功能代偿情况及腹水的增长情况。

（2）重度妊娠高血压患者需住院治疗

保证充足的休息，解除思想顾虑。每天仍要坚持详细地记录胎动次数和左侧卧位。

加强检查和监测，每 4 ~ 6 小时测血压 1 次；每 1 ~ 2 周查血小板、血细胞比容、肝肾功能、眼底、心电图及 B 超 1 次；每天查尿常规及记录出入量，每周测量体重及 24 小时尿蛋白量 1 次；每周做胎心监护 1 ~ 2 次，如发现异常应随时考虑提前终止妊娠。

（3）应密切监护和观察轻度妊娠高血压患者，防止发展为重症

为了减少子宫对下腔静脉压迫，使下肢及腹部血流充分回到心脏，保证胃部及胎盘的血流量，不能仰卧，应采取左侧卧位。每天保证有 2 小时的午睡，日间左侧卧位不少于 6 小时。如出现水肿，宜低盐饮食，多吃新鲜蔬菜和水果。每天详细记录胎动次数，发现异常要及时就医。

（三）青春期高血压生活调养

1. 青春期高血压的定义

青春期高血压是指发生在青春期的高血压。虽然不是常见病，但也并不罕见。当人在十三四岁时，其血压已开始接近成年人，如处于安静状态时，血压高于 140/90 毫米汞柱，就可认为是青春期高血压。

2. 青春期高血压的病因

（1）引起青春期高血压的主要原因是由于青春发育期，身体各器官系统迅速发育，心脏也随着发育，心脏收缩力大大提高，但此时血管发育却往往落后于心脏，导致血压增高。

（2）另外，青春发育时期激素分泌增多，神经系统兴奋性提高，自主神经调节功能不平衡，也会产生血压增高现象。

（3）同时，青少年在迎考复习等特定环境下，由于精神高度紧张，大脑皮质功能紊乱，皮质下血管舒缩中枢失去正常调节，引起小动脉紧张性增强，外周循环阻力增加也使血压增高。

3. 青春期高血压的特点

（1）收缩压（俗称高压）高而舒张压（俗称低压）不高，高压可达 140 ~ 150 毫米汞柱，低压不超过 85 ~ 90 毫米汞柱。

（2）平时没有什么不舒服的感觉，只在过度疲劳或剧烈运动后才感到一些不适，如头晕、胸闷等。正因为症状不明显，所以往往被少年、家长、医护人员所忽视。

（3）部分发生原因是与青春期神经内分泌剧烈变化，心脏发育加快，血管跟不上心脏的发育有关，过了青春期，血压会逐渐恢复到正常水平。

4. 青春期高血压患者的饮食原则

（1）少吃或者不吃动物性脂肪，如各种动物性油脂或肥肉。

（2）少吃含胆固醇高的食物，如动物内脏、鱼子等。

（3）适当限制糖类，常吃些蔬菜、水果以及蘑菇、豆类、牛奶等食品，防止身体过胖过重。

（4）饭菜宜清淡。要限制钠盐的摄入量，每天用盐应控制在6克以下。

（5）不酗酒，因为过量饮酒能引起血管收缩，增加外周血管阻力，使血压升高。

5. 青春期高血压的敷足降压方

（1）操作方法

①将药物烘干或晒干，研成极细的粉末，用清水、鸡蛋清、食醋或生姜汁、浓茶等溶剂调成膏状或糊状，在睡前取五分硬币大小的药膏或药糊，敷贴在两脚的足心（即涌泉穴）上，用纱布包扎，胶布固定。

②早晨起床后除去药物，连敷10天为一个疗程，休息2天后可继续第二个疗程的治疗。

（2）注意事项

①敷药前应将足部用温水洗净，或用75%酒精局部消毒后再敷药。

②保持敷足药物有一定的湿度，过干会影响敷贴效果。

③有药物过敏史、足心皮肤破损、局部有皮肤病变者忌用敷足疗法。

（3）敷足验方

①白芷槐花方：白芷3克，鲜槐花5克。

②肉桂菊花方：肉桂2克，白菊花4克。

③茱萸大蒜方：吴茱萸 3 克，生大蒜头 5 克。

④冰片莲心方：冰片 2 克，莲心 3 克。

⑤白矾白芥方：白矾 2 克，白芥子 5 克。

（四）儿童高血压生活调养

1. 儿童高血压的定义

高血压是一种常见病和多发病，但不仅限于成人患病，事实上任何年龄段的人都可能患高血压，包括刚出生的婴儿，只是成人尤其是中老年人患病率较高而已。近年来，儿童高血压的患病率也呈增高趋势。儿童高血压多无症状或症状不典型，常在体格检查时发现。少数患儿血压明显升高时，可表现为生长发育迟缓、头痛、恶心呕吐、易激动、生气、视力障碍，甚至出现心功能不全等。

儿童高血压的诊断标准

年 龄	血压值
3～6 岁	＞ 110/70 毫米汞柱
7～12 岁	＞ 120/80 毫米汞柱
≥ 13 岁	＞ 140/90 毫米汞柱

2. 儿童高血压的病因

（1）心血管病

患有先天性主动脉狭窄的儿童，常有严重的高血压。因为循环功能较差，所以，这样的儿童个子一般长不高。

（2）肾脏疾病

如先天性肾脏发育不全、先天性泌尿道畸形、肾动脉狭窄、隐匿性肾炎、肾盂肾炎等，也多伴血压升高。一般患者早期症状多较轻微，主要表现为发育迟缓、面色苍白、消瘦等，随着病情发展，可发生严重肾性高血压。此外，急慢性肾小球肾炎也常有高血压症状。

（3）内分泌疾病

引起血压增高的内分泌疾病有肾上腺皮质增生症、肾脏肿瘤等。临床上常表现为患儿发育迟缓、面色绯红、汗毛多且又黑又长，尤其前额和背部更为明显。

（4）维生素D过量

在儿童生长期，为了预防佝偻病，给孩子补钙时若长期服用维生素 D 制品，如注射维生素 D 或口服鱼肝油等，会促使大量钙沉积于肾脏和大血管，引起肾钙化和大血管钙化，也会引起高血压。肾钙化也常影响正常发育，使孩子长不高。

总之，血压正常与否，不仅是成年人应该关心的，对于儿童尤其是发育迟缓、个子矮的小胖墩，也要定期测量血压，发现异常时应及时请医生诊治。

3. 儿童高血压的危害

轻度儿童高血压在相当长时间内可能会无任何症状，但会逐渐造成人体血管、心脏、大脑和肾脏损害，患病儿童绝大多数在成年后会被高血压病所困扰，如造成心血管疾病、脑血管疾病、肾脏血管损害、糖尿病，甚至导致失明，更严重的会在没有任何不适的情况下出现血管堵塞、破裂或心脏病突发而猝死。

4. 儿童高血压患者的饮食原则

（1）儿童高血压患者饮食治疗的总原则：适量控制热量及食盐量，降低脂肪和胆固醇的摄入，控制体重。

（2）日常生活中采取高维生素、适量蛋白质、低钠、低脂饮食。

（3）食用降压、降脂食物。降压食物有芹菜、番茄、胡萝卜、荸荠、黄瓜、芦笋、海带、木耳、香蕉等；降脂食物有绿豆、香菇、洋葱、海鱼、山楂等。

（4）注意用药宜忌。儿童高血压患者在治疗时，如果需要服用单胺氧化酶抑制药，用药期间就要避免食用高酪胺食物，如扁豆、蘑菇、腌鱼肉、酸牛奶、干酪、葡萄干、香蕉等。

5. 儿童高血压的预防措施

（1）防治原则

合理营养，平衡膳食，少吃洋快餐和动物脂肪，饮食注意清淡，多参加体力活动或运动，控制体重，不做肥胖儿，纠正迷恋电子游戏的不良习惯等。早发现和积极干预可有效控制病情的进展，绝大多数可以治愈。

（2）定期测量血压

动脉硬化的发生发展是一个漫长的过程，它随着年龄的增长逐渐加重，因而人们从儿童开始就应加强血管保护，预防粥样斑块形成。国外学者建议从儿童 3 岁起就开始定期给他们测血压，并且要求高血压的一级预防应从学龄前儿童做起。对有高血压家族史、肾炎病史以及肥胖的 4 岁以上儿童，若经常诉说头昏、头晕、心慌，家长应提高警惕，尽早带孩子到医院测量血压，以争取早期发现问题，予以合理治疗。

（3）定期健康检查

当儿童血压超过正常值时，对儿童定期健康检查相当重要。首先要检查有无肾脏及心血管方面的疾病，并进一步检查血糖，以区分高血压类型。如果是继发性高血压，治疗重点在于治疗原发病，随着原发病的控制，以及饮食和运动措施的配合，多数患儿的血压即可逐渐下降至正常水平，预后良好。

6. 儿童高血压的日光浴疗法

高血压日光浴疗法是让人体体表直接暴露在阳光下，按一定顺序和时间进行照射，利用太阳的辐射作用以达到治疗高血压的一种自然疗法。

(1) 日光浴的方法

①可根据患者的条件选择场地，简单的日光浴只要天气晴朗，阳光充足，即可在室外或阳台上进行。

②最好在上午 10 点以前或下午 16 点以后进行日光浴。

③进行日光浴的气温以 20℃ ~ 22℃ 为宜，不应低于 18℃ 或高于 30℃。

④照射时间每次一般从 5 分钟开始，之后逐渐增加到每次 30 分钟，最多不超过 60 分钟。

⑤日光浴的方式多种多样，常用的有背光浴、面光浴及全身浴。

(2) 注意事项

①饭前及饭后 1 小时内不宜进行日光浴。

②如日光照射后出现头晕、头痛、心悸、恶心等，应及时停止日光浴。

③夏季注意防止中暑及日射病，冬季注意预防感冒。

7. 儿童高血压重在调理

儿童高血压发生一般是与血管收缩及痉挛有关。由于其血管弹性良好，血压增高幅度也较小，因此儿童原发性高血压的治疗原则是少用药、多调理。

(1) 饮食调理

这是儿童高血压的最基本疗法，调理得好，可使血压稳步下降。饮食调理的基本点为"三高三低"，即高维生素、高纤维素、高钙、低盐、低脂肪、低胆固醇饮食。要注重低盐饮食，每天摄盐量不超过 5 克，要多吃新鲜蔬菜、水果、豆制品。少吃油腻食品、辛辣食品和白糖。

（2）生活调理

做到作息有时、饮食有节。作息的关键是按时就寝，一般应在晚上 10 时上床睡觉，不要超过夜间 11 时，以保证充足的睡眠。饮食有节是指一日三餐定时定量，不可过饥过饱，不可暴饮暴食，日常生活中要注意多喝水，应当多喝白开水、矿泉水，少喝纯净水，以补充钙离子、镁离子，促进血管松弛，帮助降压。

（3）积极减肥

如果患儿明显超重或肥胖，就要控制体重，积极减肥。一是饮食控制，适当减少热量的摄入，少吃零食；二是少坐多动，积极参加体育锻炼，如快走、长跑及登山活动等，促进脂肪消耗。

（4）谨慎用药

只有当儿童高血压有明显症状，合并器官损害、糖尿病或经长时间调理效果不佳及血压持续增高时，才考虑应用抗高血压药。

六、高血压急救法

1. 血压突然升高，伴有恶心、呕吐、剧烈头痛，甚至视线模糊，即很可能已出现高血压脑病。这时家人要安慰患者别紧张，让其卧床休息。家中若备有降压药，可立刻服用，还可以另服利尿剂、镇静剂等。若经过上述处理，症状仍不见缓解，要及早护送患者到附近医院急诊治疗。

2. 如果患者在劳累或兴奋后出现剧烈的心前区疼痛、胸闷，可放射至颈部、左肩背或上肢，严重者有面色苍白、出冷汗等，最大的可能就是发生了心绞痛，甚至心肌梗死或急性心力衰竭。遇到上述情况时，应让患者安静休息，硝酸甘油一片舌下含服，或打开一支亚硝酸异戊酯吸入。家中如备有氧气袋，可同时给予吸入氧气。如症状不见减轻应迅速通知急救中心或备车前往医院。

3. 如患者突然心悸气短，呈端坐呼吸状态，口唇发绀，伴咯粉红色泡沫样痰时，要考虑有急性左心衰竭。应嘱咐患者双腿下垂，采取坐位，给予吸入氧气，并迅速通知急救中心。

注意事项

高血压患者在发病时，会伴有脑血管意外。患者突然出现剧烈头痛，伴有呕吐，甚至意识障碍和肢体瘫痪，此时要让患者平卧，头偏向一侧，以免意识障碍伴有剧烈呕吐时，呕吐物吸入气道，同时通知急救中心。

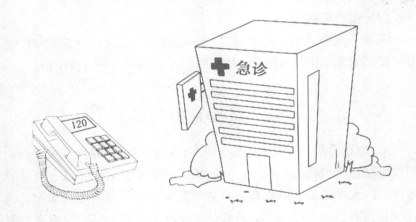